ÉTUDE CLINIQUE

SUR

LA PEUR DES ESPACES

(AGORAPHOBIE, DES ALLEMANDS)

NÉVROSE ÉMOTIVE

PAR

LE Dr LEGRAND DU SAULLE

Médecin de l'hospice de Bicêtre,
Médecin en chef du Dépôt de la Préfecture,
Médecin-adjoint de l'Infirmerie spéciale des aliénés,
Chevalier de la Légion d'honnenr,
Commandeur de l'ordre de Charles III,
etc., etc.

PARIS

V. ADRIEN DELAHAYE ET Cᵉ, LIBRAIRES-ÉDITEURS

PLACE DE L'ÉCOLE-DE-MÉDECINE

1878

ÉTUDE CLINIQUE

SUR

LA PEUR DES ESPACES

(AGORAPHOBIE, DES ALLEMANDS)

—

NÉVROSE ÉMOTIVE

PRINCIPALES PUBLICATIONS DU MÊME AUTEUR

La Folie devant les tribunaux. — Un vol. in-8° de 624 pages. — Paris , 1864. — Ouvrage couronné par l'Institut (fondation Montyon.

Le Délire des persécutions. — Un vol. in-8° de 524 pages. — Paris, 1871. — Ouvrage couronné par la Faculté de médecine de Paris (prix Châteauvillard) et par l'Institut (fondation Montyon). — *Deuxième tirage, sans changements, en* 1873.

La Folie héréditaire. — Leçons professées à l'École pratique. — Broch. in-8° de 75 pages. — Paris , 1873. — Traduction en langue allemande, par M. le docteur STARK. — Stuttgart, 1874.

Traité de médecine légale et de jurisprudence médicale. — Un fort vol. gr. in-8° de 1268 pages. — Paris, 1874. — Ouvrage couronné par l'Institut (prix Chaussier).

La Folie du doute (avec délire du toucher). — Broch. in-8° de 76 pages. — Paris, 1875.

Étude médico-légale sur les épileptiques. — Un vol. in-8° de 245 pages. — Paris, 1877.

SOUS PRESSE :

Étude médico-légale sur les testaments contestés pour cause de folie.

Étude médico-légale sur l'interdiction des aliénés et le conseil judiciaire, précédée d'une notice médico-légale sur la folie à l'époque romaine.

Paris. — Typographie Georges Chamerot, rue des Saints-Pères, 19. — 6853.

ÉTUDE CLINIQUE

SUR

LA PEUR DES ESPACES

(AGORAPHOBIE, DES ALLEMANDS)

—

NÉVROSE ÉMOTIVE

PAR

LE Dr LEGRAND DU SAULLE

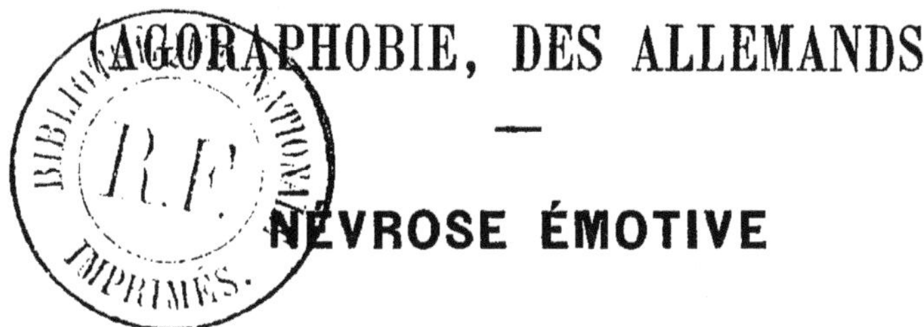

Médecin de l'hospice de Bicêtre,
Médecin en chef du Dépôt de la Préfecture,
Médecin-adjoint de l'Infirmerie spéciale des aliénés,
Chevalier de la Légion d'honneur,
Commandeur de l'ordre de Charles III,
etc., etc.

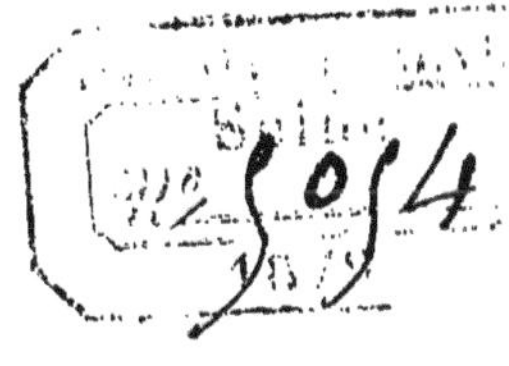

PARIS

V. ADRIEN DELAHAYE ET Ce, LIBRAIRES-ÉDITEURS

PLACE DE L'ÉCOLE-DE-MÉDECINE

—

1878

ÉTUDE CLINIQUE

SUR

LA PEUR DES ESPACES

(AGORAPHOBIE, DES ALLEMANDS)

—

NÉVROSE ÉMOTIVE

I.

EXPOSÉ. DÉNOMINATION.

Sous le nom de *peur des espaces*, je viens décrire aujour-
d'hui un état névropathique très-particulier, caractérisé par
une angoisse, une impression anxieuse vive, ou même une
véritable terreur, se produisant subitement en présence d'un
espace donné. Cet accident nerveux est essentiellement émotif. Il ne s'accompagne jamais de perte complète de connaissance et de chûte, et il est tout à fait distinct de l'hypocon-
drie, du vertige épileptique, du vertige stomacal, du vertige
goutteux et surtout de la névropathie cérébro-cardiaque. Probablement entrevu par Griesinger, en 1868, il n'a encore été
scientifiquement signalé, à partir de 1872, que par Westphal,
Cordes, S. Webber, Williams, Brown-Sequard et M. Perroud,
de Lyon, sous les désignations d'agoraphobie, d'angoisse des
places et de crainte des places.

Je ne peux adopter l'expression d' « agoraphobie » dont
se servent principalement les allemands, parce qu'elle limite
le trouble psychique à la peur des places publiques. Or, les
observations cliniques des auteurs et les miennes propres
établissent, au contraire, ainsi qu'on le verra dans un instant,
que les malades ont peur de l'espace, du vide, et cela tout
aussi bien dans la rue qu'au théâtre, à l'église, à un étage un
peu élevé, à une fenêtre donnant sur une grande cour ou sur
la campagne, dans un omnibus, dans une barque ou sur un
pont. En choisissant le terme vague de « peur des espaces »,
je crois donner une idée plus exacte du phénomène complexe
qui va être exposé ici, et je me plais à penser que cette ap-
pellation, substituée à celle d'agoraphobie, ne perdra absolument rien à être exprimée en français.

II.

SYMPTOMATOLOGIE.

La peur des espaces, compatible d'ordinaire avec toutes
les apparences de la plus robuste santé, se produit fréquemment au moment même où le névropathe quitte une rue et
arrive à une place, et elle se traduit par une angoisse soudaine, un serrement de cœur instantané. Le malade, en proie
alors à une indéfinissable émotion, se trouve isolé du monde
entier à l'aspect du vide qui s'offre à lui et il s'épouvante
sans mesure, malgré le peu de fondement de sa frayeur et
malgré les plus sages et les plus tranquillisantes exhortations
qu'il s'adresse spontanément à lui-même ; il se sent comme
anéanti, n'ose pas descendre du trottoir sur la chaussée, ne
fait un pas ni en avant ni en arrière, n'avance ni ne recule,
tremble de tous ses membres, pâlit, frissonne, rougit, se
couvre de sueur, s'alarme de plus en plus, se soutient à peine
sur ses jambes chancelantes et reste douloureusement convaincu qu'il ne pourra jamais affronter ce vide, ce lieu désert,
et traverser l'espace qui se présente. Que l'on vienne tout à

coup à plonger son regard dans un gouffre profond, que l'on s'imagine être suspendu au-dessus d'un cratère brûlant, que l'on croie traverser le Niagara sur une corde rigide ou que l'on se sente rouler dans un précipice, et l'impression perçue ne pourra pas être plus pénible, plus terrifiante, que celle qui est provoquée par la peur des espaces.

Rien ne s'oppose cependant à la marche de cet homme affolé qui piétine sans faire de chemin. Ce qui le démontre, c'est que, pour mettre en fuite sa terreur, pour le rappeler à sa quiétude normale et lui restituer son courage, il suffit de la présence d'un compagnon, du bras d'un passant, de la main d'un enfant, de l'apparition d'une lueur de lanterne, de la rencontre d'une voiture, du secours possible d'une arme, de l'appui d'une canne et même de la possession d'un parapluie! Que l'agoraphobe se rapproche des maisons et il redevient vaillant ; qu'il s'engage dans une rue étroite et il se rassérène aussitôt ; qu'il aborde une personne de sa connaissance et il se rassure ; qu'il ne se sente plus seul et il reprend de la bravoure. La pensée d'être abandonné dans le vide le glace d'effroi, et la conviction d'une assistance quelle qu'elle soit, l'apaise sans effort. La vue inopinée d'un espace soustrait instantanément ses forces et la confiance basée sur le plus fugitif espoir, sur un leurre, les lui rend aussitôt. Point de peur sans le vide, point de calme sans l'apparence d'un semblant de protection.

La peur des espaces se produit également dans des rues sans boutiques ou dont les boutiques sont fermées, à l'église, au concert, au théâtre, en présence de longues murailles, d'une façade monumentale et lisse, d'une perspective fuyante, d'un pont aux arches nombreuses, d'une longue voûte soutenue par des colonnes, dans un lieu parfois où se presse la foule, dans une réunion en plein air, dans une enceinte à ciel ouvert, sans plafond et même dans une voiture publique. Cet état anxieux, qui consiste surtout dans un sentiment de crainte exagérée et absurde en face du vide, s'accompagne d'ordinaire de faiblesse subite des jambes, de suractivité circulatoire passagère, de fourmillements vagues, d'une sensation d'engourdissement commençant, de froid, de chaleur, de sueur glacée, de tremblement, d'envies de pleurer, d'appréhensions ridicules, de préoccupations hypocondriaques, de lamentations à demi-voix et de trouble général véritablement pénible, avec alternatives diverses de coloration faciale et d'expression physiognomonique. Il ne provoque ni éblouissements, ni nausées, ni vomissements, ni syncopes complètes, ni sentiment de strangulation, ni incontinence d'urine, ni diarrhée, ni excitabilité délirante, ni impulsions inconscientes. L'intelligence est saine et la liberté morale entière.

De quoi le malade a-t-il donc peur? de divaguer, de pleurer, de crier, de tomber, d'avoir un étourdissement, de s'évanouir, d'être frappé d'apoplexie, d'être considéré comme un poltron, de servir de risée, de passer pour un fou, d'avoir envie d'aller à la garde-robe, de disparaître à jamais, d'entrer dans le néant, mais le plus souvent il a peur..... d'avoir peur. Il se rend un compte exact de l'émotion qu'il éprouve, de la perturbation qu'il subit, et il se raisonne, se blâme et s'adresse à lui-même une allocution courageuse, mais il continue à avoir peur, voit l'espace s'allonger à l'infini, dans une perspective démesurée, croit que ses pas se rapetissent, que le vide s'accroît au fur et à mesure qu'il avance, et il ne retrouve le calme qu'en apercevant un passant, en s'appuyant sur une canne ou un bras, en longeant les maisons ou en s'engageant dans une petite rue. Qu'il soit un jour très-préoccupé par une affaire, livré à une profonde réflexion ou distrait par une agréable nouvelle, et la frayeur, à la même place, ne se manifestera point. Qu'il quitte la ville et aille à la campagne et il se pourra, dans quelques cas, que la vue de grandes plaines verdoyantes soit supportée sans le moindre malaise.

Tout phénomène émotif est, en général, plein d'imprévu, mais ce qu'il faut reconnaître et dire, c'est que, dans la peur des espaces, le malade est d'autant plus apte à avoir une angoisse qu'il est à jeun ou éloigné de l'heure de son dernier repas, et d'autant moins exposé à être anxieux qu'il sort de table, qu'il a fait un bon dîner et qu'il a bu un vin généreux.

Ces caractères généraux de la névrose une fois esquissés, citons quelques exemples cliniques à l'appui.

Obs. I. — Madame B..., âgée de quarante-trois ans, mère de trois enfants très-bien portants, a une grande vivacité d'esprit, une mémoire heureuse et une affabilité remarquable. Elle est recherchée et très-fêtée dans le monde : on cite d'elle des réparties d'une rare finesse. Personne n'ignore qu'elle est extrêmement superstitieuse, et l'on a un peu contracté l'habitude de compter avec ses préjugés et ses faiblesses. Elle n'a jamais éprouvé d'accidents hystériques et elle n'est point hypocondriaque.

Depuis quinze ans, à la suite d'un voyage en Suisse et d'une ascension au Righi, elle ne peut pas traverser seule les Champs-Élysées, les boulevards, une grande place ou une rue large, sans être aussitôt en proie à une angoisse pénible, à une frayeur étrange et à un tremblement partiel et quelquefois général de tout le corps. Elle laisse involontairement échapper quelques larmes, se lamente à haute voix, sent ses jambes se dérober sous elle ou croit marcher sur des pavés mobiles, mous et gras. Il lui semble qu'elle s'enfonce dans de l'argile, que le sol rebondit, puis qu'elle s'enfonce encore. « Rien ne tourne, dit-elle, et je n'ai pas le mal de mer. J'ai peur, voilà tout. » Si elle donne le bras à son mari ou si elle tient par la main son dernier enfant, âgé de dix ans, elle n'a aucun malaise.

Cette dame éprouve une sensation identique en pénétrant seule dans une église vide, surtout s'il n'y a ni bancs ni chaises dans cette église ; elle a peur en voiture, s'il n'y a pas de passants dans la rue, et, en plein jour, il lui arrive de réclamer le bras de son concierge pour monter le large escalier qui conduit à son appartement. Dans une très-spacieuse salle à manger d'hôtel, elle déjeuna seule un matin, fut glacée de terreur et eut de la peine à gagner la gare, qui était tout à fait en face. Elle analyse parfaitement ce qu'elle ressent, reconnaît toute l'absurdité de ses angoises, s'admoneste, se commande à elle-même, mais *elle a peur*, gémit, et, en quelques instants, tombe dans un état de demi-défaillance, d'effarement ou d'excitation ridicule. Elle ose à peine énumérer toutes ses terreurs tant elle craint de passer pour avoir des troubles de la raison, mais lorsqu'elle en parle et qu'elle cherche à les justifier en quelque sorte, elle ne trouve que cette explication : « Dans ces moments-là, je dois probablement avoir peur de mourir subitement, d'avoir une attaque d'apoplexie foudroyante ou une syncope

mortelle. Autrement, je serais folle, et certes je ne le suis pas. »
Elle habite au fond d'une assez grande cour. Aussi, quoi qu'il arrive, ne regarde-t-elle jamais par la fenêtre. Toutes les pièces de
son appartement sont littéralement surchargées de meubles, de
tableaux, de statuettes et de vieilles tapisseries. Elle vit dans un
véritable bazar, ne se trouve point isolée ainsi et supporte très-
bien à l'occasion l'absence de tous les siens. Le vide seul l'effraye.
Ses fonctions digestives ne laissent rien à désirer.

Tout antécédent morbide, dans la famille de cette dame, avait été
formellement nié, et cependant le frère de la malade, mort à dix-
huit ans de phthisie pulmonaire, était imbécile, masturbateur et
violent. Il maltraitait cruellement les animaux. On n'avait pas pu lui
apprendre à lire.

Obs. II. — M. Albert G., âgé de vingt-sept ans, lieutenant d'in-
fanterie, doué d'une intelligence distinguée, a beaucoup lu et est
un agréable causeur. Il a quelques prétentions à la littérature, à la
poésie et à la musique, et il se dit archéologue. Il est d'une sobriété
exemplaire, et, à vingt ans, en 1870, il a été décoré pour un acte
de bravoure. Sa santé a toujours été excellente, mais il a été choréique pendant trois mois, vers l'âge de treize ans, et il se souvient
parfaitement d'avoir été traité alors par la gymnastique, les bains
sulfureux et l'usage d'une préparation de strychnine. Son père est
mort d'apoplexie ; sa mère a eu quelques attaques convulsives et
l'une de ses cousines germaines a été traitée pendant trois mois
dans un établissement d'aliénés.

En 1872, étant en garnison dans une grande ville, il traverse
un matin, en habits bourgeois, une place publique absolument dé-
serte et il a peur. Il regarde tout autour de lui, n'aperçoit personne,
se sent un peu défaillir et se demande s'il ne doit pas retourner sur
ses pas ? Il hésite, peut à peine contenir son émotion, distingue
très-nettement les objets, mais il tremble et n'avance pas. Une voiture de fourrages débouche sur la place et aussitôt il se remet à
marcher. Une fois entré dans une rue étroite, il est à l'aise,
n'éprouve plus rien et ne fait point attention à ce qui vient de se
passer.

A quelques jours d'intervalle, il traverse la même place, à la
même heure, en uniforme, son sabre au côté, et il ne ressent rien
de particulier, puis, à différentes reprises, dans la journée ou dans
la soirée, il parcourt, sans le moindre malaise, le même chemin, en
habits bourgeois et à cheval.

Un certain jour, il monte chez l'un de ses amis, logé à un troisième étage, et il l'attend en fumant sur sa terrasse. Il jette les yeux sur le vide qui l'environne, se trouble, s'inquiète, pâlit, rougit, frissonne, quitte la terrasse, rentre dans la chambre, s'assied en tournant le dos à la porte-fenêtre, se calme peu à peu, perd patience, descend l'escalier en fredonnant, marche gaiement pendant vingt minutes, arrive à son restaurant habituel, retrouve ses camarades et dîne avec le meilleur appétit.

Il prend part un matin à de grandes manœuvres et il reçoit l'ordre de se porter à une distance de trois kilomètres, de s'adosser à un petit moulin qu'on lui désigne, de lever rapidement le plan de la campagne et de revenir aussitôt par tel chemin de traverse qui le mènera tout droit à un village. Là, il devra rencontrer et rejoindre un détachement envoyé en reconnaissance, et il éclairera ensuite plusieurs bataillons qui seront censés se porter au devant de l'ennemi. A peine cet officier est-il arrivé au petit moulin et commence-t-il à crayonner, qu'il est effrayé à la vue d'une plaine sans fin, qu'il tremble, et que, très-pâle et hors de lui, il pénètre dans l'habitation du menier, se déclare indisposé « à la suite d'un coup de soleil » et demande une tasse de lait. On l'accueille avec bienveillance et il se rétablit aussitôt. Dix minutes après, il sort, questionne un jeune garçon sur la localité et le fait asseoir à côté de lui pendant qu'il dessine, puis il le remercie et s'éloigne.

Plusieurs fois, en habits bourgeois, il traverse à pied la même place que la première fois et est repris de la même angoisse, tandis que, soit à cheval, soit en uniforme et le sabre au côté, il peut impunément parcourir la même voie. Préoccupé, inquiet, craignant d'être remarqué et de passer peut-être pour un lâche, il se décide à consulter un médecin civil, qui lui prescrit une application de sangsues aux apophyses mastoïdes et un purgatif salin toutes les semaines pendant trois mois.

En 1874, il change de garnison et voyage avec son régiment. Après une étape de trente-trois kilomètres, il arrive dans une petite ville et se trouve logé en face d'une église gothique assez remarquable. Il examine attentivement le monument à l'extérieur, puis il pénètre dans l'église, se voit seul, a peur, sent ses jambes se dérober sous lui, s'imagine marcher sur des dalles en gomme élastique, s'assied, s'essuie la face et gémit. Au bout d'un instant, il entend causer, se lève, s'exhorte mentalement, tâche de faire bonne contenance, n'aperçoit personne, marche péniblement, sort de l'église, est salué par trois militaires de son régiment et se trouve presque aussitôt remis. Il n'a eu ni vertiges, ni nausées, mais il croit avoir ressenti momentanément le besoin impérieux d'aller à la selle.

Quelques jours après, arrivé à destination, il éprouve des contrariétés assez vives. Il se loge d'abord au deuxième étage, sur une cour, puis au premier étage sur la rue, et, à différentes reprises, il souffre de ses angoisses. Ses camarades le plaisantent sur les motifs qu'il allègue pour changer aussi fréquemment d'appartement. Enfin, après plusieurs autres essais et apès des tergiversations constantes, il loue une boutique, en laisse les volets fermés, allume en tout temps une bougie, couche dans l'arrière-boutique, et sort ou rentre par la petite cour de la maison. Cette fois il ne ressent plus rien et se porte à merveille.

En 1875, il a peur dans la grande cour d'une caserne, et comme il a déjà donné lieu aux plus désobligeantes suppositions et qu'on lui a fait plusieurs fois de très-sots compliments, il se dit malade, congestionné, menacé gravement d'apoplexie, et il sollicite de longs congés, puis sa mise en retrait d'emploi pour infirmités temporaires.

De retour dans son village natal, il s'occupe, sort très-peu, lit beaucoup et ne ressent absolument rien. Il recueille l'héritage de ses parents et résiste à plusieurs projets de mariage qu'on lui soumet. « Que faut-il que je fasse, m'écrit-il, dois-je me marier ? J'en ai bien plus d'envie que je ne le laisse voir. Personne ne peut s'imaginer ici que je sois malade et le fait est que je mange et bois bien, que je dors mieux encore, et qu'à me voir on m'achèterait la vie. Il faut cependant que j'aie une sorte de désorganisation latente du cerveau ! ».

Après un traitement hydrothérapique très-prolongé et une médication faiblement bromurée, mais longtemps continuée, M. Albert G... est rentré dans l'armée (1er avril 1877). Est-il guéri ? Je ne le pense pas.

Après cet exposé préliminaire des caractères généraux de la névrose et après la citation à l'appui de mes deux premières observations personnelles, je dois, sans plus tarder, donner connaissance des trois faits cliniques publiés en 1872, par Westphal, car ce sont ces trois faits qui ont d'abord servi de base au travail ingénieux du psychiâtre allemand, et qui ont ensuite dirigé les recherches de quelques auteurs du côté de cet ordre nouveau de phénomènes émotifs. Voici,

d'après la traduction que j'ai fait faire de tous les docu-
ments imprimés sur cette question à l'étranger, le résumé très-
complet des exemples cliniques de Westphal (Obs. III, IV
et V).

Obs. III. — M. C.., voyageur de commerce, âgé de trente-deux
ans, est d'une taille moyenne. Il a toutes les apparences d'une très-
bonne santé habituelle, et sa conversation est pleine d'anima-
tion.

Dès qu'il arrive sur une place publique, il éprouve un sentiment
d'anxiété et des battements de cœur. Essaie-t-il de la traverser, il
lui semble qu'il ne pourra jamais y parvenir, et alors il est saisi de
tremblement. A l'approche des maisons, il se calme. Donne-t-il le
bras à quelqu'un, il est beaucoup moins troublé et peut se passer
de canne. Est-il très-préoccupé et a-t-il l'esprit tout à fait tendu, il
traverse parfois une place sans ressentir quoi que ce soit. La présence d'une voiture l'aide également à passer, mais il manque rarement de s'émouvoir en face de longues murailles, d'une caserne ou
d'une rue dont les boutiques sont fermées. Le soir, sort-il tard du
café, il attend qu'une personne prenne la même direction que lui
et il la suit pas à pas, ou bien il aborde une femme en quête d'a-
ventures et il chemine avec elle. Les lanternes rouges des brasseries lui sont d'un grand secours, mais si elles sont éteintes, il s'arrête, stationne et attend qu'un fiacre vienne à passer. Dans une
prairie un peu étendue, il tomberait, dit-il, et se collerait le visage
contre terre, en s'accrochant à l'herbe. Au théâtre ou à l'église, il
a passé par les mêmes troubles : c'est l'espace qui lui cause de
l'anxiété. Rien chez lui ne motive l'inquiétude. Il s'interroge et ne
trouve aucune raison appréciable.

Ce qui le tranquillise, lorsqu'il aperçoit un fiacre, une lanterne
de brasserie ou un passant, c'est qu'il pense pouvoir, en cas d'accidents maladifs, monter dans la voiture, entrer dans la brasserie ou
aborder le passant. Il ne sait ce dont il a peur. Il a véritablement
peur d'avoir peur.

Ce n'est point un vertige qu'il éprouve là. Il a eu autrefois des
vertiges, et il reconnaît que son angoisse actuelle en diffère essentiellement. Il ne ressent aucune chaleur, avant ou après l'anxiété.
Seulement, il lui semble qu'il rougit. Son malaise est bien plus
prononcé à jeun qu'après un repas. Un ou deux verres de vin ou
de bière atténuent la crise.

Il fait remonter sa maladie à 1866. La première atteinte se manifesta dans les conditions que voici : Agé alors de vingt-sept ans, il dut se rendre, un jour, dans une maison construite à l'extrémité d'une large avenue, isolée des autres habitations, et soudain il hésita, eut peur, n'osa point se risquer et revint sur ses pas. Ce n'est qu'un peu plus tard qu'il eut peur des rues sans boutiques.

Jusque-là, il s'était toujours bien porté et n'avait jamais eu de syncopes ou de convulsions. Toutefois, il avait eu de temps en temps des étincelles, des bluettes devant les yeux, et il ne voyait alors que la moitié des objets. Les bluettes affectaient tantôt l'œil droit, tantôt l'œil gauche, parfois les deux yeux. Ce phénomène, qui pouvait durer une demi-heure environ, venait à cesser dès que les mains étaient plongées dans l'eau chaude et ne s'accompagnait ou n'était suivi ni de vertiges, ni de céphalalgie, ni de vomissements.

M. C..., à part un léger tremblement des mains et un tremblement plus fort à chaque angoisse, ne présente rien de particulier du côté du système nerveux. Il n'est point hypocondriaque, et ne se traite que d'après les conseils qu'il a reçus. Il fréquente les brasseries et les théâtres et il ne fuit pas le commerce des femmes. Il a été atteint de plusieurs blennorrhagies.

Au point de vue physique, on peut noter chez lui quelques asymétries : le sourcil gauche est plus bas que le droit ; l'ouverture des paupières est plus large du côté gauche ; la pupille gauche est plus dilatée que la droite, soit en pleine lumière, soit dans l'obscurité ; la vue est plus perçante à gauche ; l'odorat est plus faible à gauche ; la moitié gauche de la face est plus longue et plus étroite que la moitié droite ; l'oreille gauche est également plus longue et plus étroite ; la pointe de la langue est dirigée à droite ; la main droite est plus large que l'autre ; les doigts sont égaux en longueur, mais plus minces à gauche ; le bras droit est plus fort ; l'épaule droite est plus développée et plus basse ; le pied gauche est plus étroit et plus cambré ; le mollet gauche est moins large ; le thorax est plus plat à gauche et plus large.

C'est d'après une épreuve photographique que le malade s'est lui-même aperçu de son asymétrie oculaire. Un examen ophthalmoscopique n'a rien fait découvrir.

Les parents sont sains. Aucune hérédité morbide n'est constatable ou avouée.

Obs. IV. — M. N..., âgé de vingt-quatre ans, négociant, a peur

d'être pris pour un fou et ose à peine rapporter ce qu'il éprouve :
il lui est impossible de traverser les places ou les rues dont les boutiques sont fermées, mais son inquiétude est moins grande s'il
espère rencontrer des personnes de sa connaissance. Il ne peut pas
voyager en omnibus ou faire un trajet quelconque en fiacre ; il est
forcé de ne circuler que dans sa propre voiture. Il ne reste pas
dans un théâtre, dans un concert, et, en général, dans toute salle
très-spacieuse et pleine de monde. Il ressent aussitôt une angoisse
étrange, une palpitation de cœur, un tremblement involontaire,
une véritable frayeur, et il lui semble qu'une sensation inusitée de
chaleur part du bas-ventre et lui monte à la tête.

Veut-il traverser une place, l'espace paraît s'allonger démesuré-
ment et ses pas semblent se rapetisser, quelque effort qu'il fasse
pour se raisonner et se démontrer à lui-même l'absurdité du phénomène perçu. Il sait très-bien qu'il n'éprouve pas là un vertige.
Il n'en a jamais eu, même en visitant des montagnes et des gla-
ciers. Toutefois, dans ces excursions, il était toujours accompagné
d'un ami, et il n'aurait point entrepris sans lui la plus petite
course. L'usage d'un vin généreux ou un bon dîner atténue sa
peur.

Ce malade est intelligent, actif, bien doué, gai et dispos, mais
il a une tendance très-marquée à l'emportement. Il n'accuse aucune anomalie psychique, sauf une très-légère diminution de la
mémoire, et cependant il souffre moralement et craint sans cesse
de perdre la raison. Il n'est nullement hypocondriaque et il arrive
à dissimuler d'autant mieux ses malaises, qu'ayant eu jadis quelques attaques d'épilepsie, il allègue ce motif pour ne point sortir
seul. Au demeurant, il ne se préoccupe que de ses angoisses et n'a
nul souci de son épilepsie ancienne.

A quatorze ans, il avait éprouvé une première crise convulsive,
et les autres à quinze et dix-sept ans. Il en eut plusieurs de suite,
à dix-huit ans, qui furent suivies d'un délire passager. Il avait
vingt-trois ans lorsque survint la dernière. Tous les caractères
classiques de l'épilepsie ont été observés dans ses attaques, et
M. N..., rattache l'origine de sa peur des espaces à un propos qu'on
tint un jour sur lui dans sa famille : « Il ne pourra pas aller seul, à
cause de ses attaques. »

Ce malade était héréditairement prédisposé aux névroses. Son
bisaïeul paternel, homme marquant de son époque, en était arrivé, à
la suite d'études prolongées, à ne plus rien faire pendant deux ans
et même à ne plus lire. Si on lui parlait trop fort, il tombait le

soir dans un état cataleptiforme dans lequel il entendait tout ce
qui se passait autour de lui, sans qu'il eût la possibilité de faire le
moindre mouvement. A ce moment, les paroles prononcées sur un
ton trop élevé frappaient de nouveau son oreille et retentissaient
violemment. Son aïeul, doué d'une grande intelligence, avait eu de
fréquentes bluettes. Aussi il avait devant les yeux des petits cer-
cles brillants qui peu à peu s'agrandissaient, puis pâlissaient, s'ef-
façaient et sortaient du champ visuel. Les frères de son père furent
cités pour leur distinction, et l'un d'eux compta même au nombre
des plus célèbres artistes contemporains. Deux moururent d'apoplexie et le troisième d'une affection cérébrale obscure et mal définie. Enfin, les frères et les sœurs du malade se plaignaient de
bluettes.

Obs. V. — M. H. P... est ingénieur. Il a vingt-six ans. Au moment de traverser une place, il éprouve un sentiment d'anxiété qui
débute aussitôt qu'il quitte la rue aboutissant à cette place. Il a
« le cœur serré, » et il lui semble qu'on veut le saisir « à l'endroit
du cœur, » puis son anxiété s'accroît et arrive jusqu'à la terreur.
Il pâlit et rougit, il a très-chaud à la face. Les pavés paraissent
« couler en torrent sous ses pas. » Il compare la sensation qu'il
éprouve à l'émotion d'un nageur qui, sortant tout à coup d'un
canal, aborderait un vaste étang et serait épouvanté à l'idée de ne
pouvoir le traverser à la nage. L'arrivée d'une voiture allége son
angoisse, et il attribue ce soulagement à la rupture de la monoto-
nie qui règne sur la place, et peut-être aussi à la pensée qu'il
pourrait monter dans cette voiture. La place une fois traversée,
tout disparaît, mais s'il regarde derrière lui, la peur se manifeste
de nouveau. S'il a un compagnon et s'il échange avec lui une conversation animée, il peut franchir la place presqu'à son insu, mais
s'il a un commencement d'anxiété, il dissimule son état, tout en se
disant subitement indisposé. Un appui quelconque, une canne ou un
parapluie, lui redonnent de l'assurance. Les places désertes sont les
plus pénibles à traverser, parce qu'il a devant lui un grand espace
vide et qu'il se sent plus en vue qu'ailleurs.

On n'observe rien chez lui qui appartienne au vertige : les arbres
ou les maisons ne vacillent point. Les squares, les plantations et
les arbrisseaux au milieu des places lui sont d'un grand secours.
Un grand espace, non entouré de maisons, lui est bien moins dé-
sagréable qu'un espace de la même étendue en ville, parce que « la
nature libre le rafraîchit, lui fait du bien. » A Egerlsburg où il

suivait un traitement, il n'éprouva rien : « Les montagnes y domi-
nent toujours l'horizon. » Les longues façades, l'aspect des rues le
dimanche, la vue d'un pont avec des arches, peuvent également
déterminer l'anxiété. Le lendemain d'un malaise, il se sent fatigué,
abattu.

Comme antécédents pathologiques, il annonce qu'il a eu dans
son enfance des secousses nerveuses du bras droit, et, plus tard, des
évanouissements et des spasmes. C'est à quinze ans, à la suite
d'une leçon d'optique, qu'apparut, pour la première fois, la peur
des espaces, mais elle ne tarda pas alors à s'éloigner, puis à cesser.
A vingt ans, il lui sembla, de temps en temps, que sa région occi-
pitale devenait molle comme du beurre, et que cette sensation était
précédée d'une sorte de chaleur partant des pieds et arrivant jusqu'à
la tête, mais il ne ressentait ni vertiges, ni troubles intellectuels. Un
peu plus tard, à la suite de pollutions fréquentes, la peur des espaces reparut.

Dans sa période d'adolescence, il avait été hypocondriaque. Il
avait lu des ouvrages de médecine et notamment ceux qui traitaient
de la folie.

En général, il s'émeut facilement, surtout lorsqu'il a beaucoup
travaillé ou lorsqu'il a fait des démarches pour solliciter quelques
emplois nouveaux. Il n'a aucune prédisposition à l'irascibilité ou
aux pleurs. — L'une de ses sœurs, sauf erreur, serait épileptique.

Westphal a rapproché des faits qui précèdent une observation qui lui a été communiquée par le docteur Brück, de
Driburg, et d'après laquelle un prêtre se trouvait assailli de
terreur dès qu'il n'avait pas, au-dessus de sa tête, une voûte,
un plafond. A la campagne, par exemple, ce prêtre marchait
le long des taillis, recherchait l'abri des arbres, ou ouvrait
en plaine son parapluie, se trouvant de la sorte très-rassuré
et n'éprouvant pas l'angoisse caractéristique de la peur des
espaces.

Brück a également connu un jeune homme de très-haute
taille, d'une constitution athlétique, mais un peu fatigué par
des excès vénériens, qui n'osait pas s'avancer à plus de cent
pas de sa demeure, tant il avait peur du vide. Et cependant
ce même jeune homme trouvait fréquemment la force né-

2

cessaire pour jouer, pendant des heures entières, aux boules et aux quilles.

Enfin, Brück et Flemming ont fait connaître à Westphal le cas qui va suivre :

Obs. VI. — Un officier supérieur présente toutes les apparences de la meilleure santé. Sa vie est très-régulière. Il est marié et heureux, mais il s'afflige un peu de n'avoir pas d'enfants. Depuis une quinzaine d'années environ, il lui arrive parfois d'avoir peur lorsqu'il traverse une place ou une large voie. Il devient tout à coup très-anxieux, craint de tomber et cherche un appui le long des maisons ou prend le bras de quelqu'un. Son cœur bat violemment, son pouls est agité et une sueur abondante se manifeste. S'il suppose que l'on doive s'apercevoir de son état ou s'il se sait observé en ce moment, son angoisse est d'autant plus pénible. Il redoute à chaque instant une attaque d'apoplexie, mais il se maintient cependant debout pendant son trouble émotif. A cheval et au champ de manœuvres, il ne ressent rien. Tous les raisonnements imaginables, au sujet de l'inanité de ses frayeurs, sont inutiles et non-avenus.

III.

ÉCRITS DES MALADES.

Les malades atteints de la peur des espaces aiment, en général, peu sortir. Ils se créent volontiers des habitudes sédentaires, et comme ils appartiennent pour la plupart aux professions libérales et aux classes intelligentes et élevées de la société, il en résulte qu'ils ont une certaine propension à écrire et qu'ils mettent avec une satisfaction relative leur médecin au courant de leurs angoisses, de leurs émotions et de leurs aventures. La correspondance des agoraphobes est une auto-biographie psychique scrupuleusement exacte, sans redites bien nombreuses et sans interprétations trop fantaisistes. Les névropathes, après un accident, sont surpris, déconcertés, et, dans l'impossibilité où ils se trouvent de donner de leurs impressions anxieuses une explication valable, ils se contentent de l'exprimer avec précision et d'appeler la lumière. Dans la rédaction de leurs confidences, ils sont raisonnables, honnêtes et mesurés. Ils savent se limiter, ne parlent que de leur effroi non motivé et terrifiant, et déclarent qu'ils se portent, du reste, à merveille.

Les hypocondriaques, au contraire, se livrent à toutes les exagérations et décrivent leurs sensations ou leurs souffrances avec une prolixité plaintive presque interminable. Le moindre détail est à leurs yeux un signe d'une importance majeure, et, dans des lettres de douze pages, ils ont de la peine à passer en revue tous leurs maux. Tout est malade chez eux : pas une fonction ne s'accomplit normalement, pas un organe n'est sain. Que leur importe la mort? Ils disent n'en avoir point peur. Ce qu'ils veulent, c'est qu'on leur épargne la douleur. Indiscrets, suppliants, émus, importuns, ils sollicitent sans dignité quelques heures d'apaisement, et, les larmes aux yeux, ils gémissent dès le lendemain sur la même énumération de souffrances et implorent encore. Quel que soit le dévouement qu'on leur témoigne, ils s'avouent rarement soulagés, mais conservent cependant la même confiance dans leur médecin. Ils s'ingénient même à mériter ses bonnes grâces, ne reculent dans leurs lettres ni devant la flatterie ni devant la bassesse, et se déclarent toujours prêts à obéir en esclaves.

A ne le juger que par ses écrits — et sans vouloir, en ce moment, préjuger la question — l'agoraphobe n'est donc point un hypochondriaque.

Je tiens à rapporter maintenant l'exemple très-curieux d'un malade qui a exercé la perspicacité d'un certain nombre de médecins en renom à Paris, qui ne peut jamais sortir sans sa femme, et qui, à l'inverse des névropathes observés par Westphal, craint toujours de rencontrer dans la rue des personnes de sa connaissance. La relation de ses anxiétés est textuellement extraite de la correspondance qu'il a échangée avec moi, depuis cinq ou six ans.

Obs. VII. — M. M..., artiste-professeur, âgé aujourd'hui de quarante et un ans, est malade depuis 1866, c'est-à-dire depuis plus de onze ans. Il est d'une taille moyenne, d'une constitution très-vigoureuse, d'un caractère gai et d'un commerce agréable. Il n'a jamais souffert de quoi que ce soit, mais il a depuis longtemps l'habitude d'aller trois ou quatre fois par jour à la garde-robe, et il a assez souvent des selles demi-diarrhéiques.

Voici en quels termes il dépeint son état :

31 juillet 1872. — « Je suis atteint depuis six ans d'une maladie nerveuse contractée durant un voyage en mer de quinze heures. Étant malade à l'intérieur du navire, je suis monté sur le pont, exposé au froid et à la pluie, tête nue, et ce, de deux à quatre heures du matin. La veille, je jouissais d'une santé parfaite. Le lendemain, j'étais atteint de peurs de tomber, de crier, de divaguer, le tout accompagné de fréquentes envies de pleurer.

« Il m'est impossible, depuis cette époque, de sortir un peu loin seul; je crois qu'à chaque instant je vais perdre la raison, sans cependant qu'aucune manifestation fâcheuse se soit jamais produite, Dieu merci! Si je rencontre quelqu'un qui connaisse mon affection, je me détourne de lui, si je le puis. Si je n'ai pu me dérober, mes jambes faiblissent tout en lui parlant, mon cerveau paraît s'engourdir, j'ai une peur très-vive de n'être plus maître de moi, et n'importe quel prétexte me suffit pour quitter mon interlocuteur et rentrer à la maison, où je suis relativement tranquille.

« Je ne puis sortir qu'accompagné de ma femme. Une autre personne, fût-elle de ma famille, ne pourrait la remplacer. J'ai trente-six ans, je suis marié depuis huit ans; mon appétit est bon et mon sommeil aussi. Je n'ai jamais fait d'excès et jamais l'un de mes parents n'a eu de maladie analogue ou semblable. »

26 août 1872. — « Des peurs épouvantables de ne pouvoir me conduire, me diriger, me maîtriser, s'emparent de moi aussitôt que je veux sortir de la maison, seul, et m'obligent à rentrer au bout de quelques minutes. Dans ces moments de frayeur, mon intelligence se voile, mes jambes faiblissent et se contractent, j'entends moins bien, et il n'y a que ma rentrée chez moi qui me rende à peu près tranquille. Je ne puis mieux me comparer qu'à un individu auquel on mettrait deux, quatre ou six dentelles claires sur les yeux, afin de diminuer sa faculté de voir, avec cette différence que, chez moi, ce n'est pas la vue qui a baissé, puisqu'elle est restée excellente, mais la confiance, la tranquillité, le calme. Malgré ce voile, qui obscurcit mon intelligence, ma force cérébrale, la mémoire, est restée très-bonne. Chaque fois que mes peurs me prennent, j'ai de fortes envies de pleurer et j'éternue. »

10 octobre 1872. — « La confiance n'a ni augmenté ni diminué.

Aussitôt dans la rue, la marche devient hésitante, les jambes flageolent, l'intelligence se trouble : il me semble alors que le cerveau se paralyse. Ma tête me paraît vide ou congestionnée. Je ressemble à un homme ivre.

« Ma tête est atteinte. Est-ce une congestion légère, suite du froid contracté en mer ? Est-ce un rhumatisme du cerveau, selon M. B...? Une hyperémie cérébrale, d'après M. D...? Une anémie du cerveau, selon M. P...? C'est à vous de conclure. Que m'ordonnez-vous ? »

3 janvier 1873. — « A 2 ou 300 mètres de la maison, c'est toujours la même chose : les jambes sont faibles, la marche est incertaine, la faculté d'aller et de venir est amoindrie, la raison est troublée, voilée. Les rencontres de personnes connues m'effraient à ce point que si, une fois par semaine, je vais jusqu'à la Seine, je prends les rues Duphot, Richepance ou Saint-Florentin, qui sont presque désertes, de préférence à la rue Royale. Si je n'ai pu éviter quelqu'un, je m'arrange pour ne pas faire route avec lui, car après quelques banalités, la peur me saisit et j'invente n'importe quel prétexte pour le quitter. »

7 mars 1874. — « Les peurs de tomber à la renverse subsistent. Je me trouble quand je suis obligé de parler dans la rue à quelqu'un, et j'ai souvent des envies de pleurer. Je m'étaye ou je m'appuie au mur. Les vingt-deux bains froids que j'ai pris l'été dernier m'ont fait un certain bien. Je bois peu, j'ai sept ou huit rapports avec ma femme par mois et j'ai de l'appétit et du sommeil. »

10 novembre 1874. — « Malgré quarante-trois bains de riviere, des promenades presque quotidiennes, l'usage du bromure de potassium et l'emploi de l'eau de Vals de temps en temps, j'ai toujours mes peurs.

« Les conseils de révision de l'armée territoriale, dont je dois faire partie, se réunissent d'ici à quelques jours. La perspective de me trouver *seul* devant dix ou quinze personnes m'effraie et pourrait me faire bien du mal. Dieu sait ce qui m'arriverait ! Je voudrais que vous eussiez l'obligeance de m'envoyer un certificat attestant que j'ai une névrose, plus une hernie inguinale droite très-forte et d'une contention difficile. »

20 avril 1875. — « Le certificat que vous m'avez délivré m'a fait exempter de l'armée territoriale. J'ai toujours des peurs, des faiblesses cérébrales, terribles. Il y a deux mois, rue Royale, accompagné de ma femme et rentrant à la maison, j'ai été pris d'une telle peur ou faiblesse, que j'ai dû quitter le bras de ma femme et rentrer à la maison, en courant comme un fou. Que s'était-il passé ?

Rien. J'aurais dû passer par une rue moins fréquentée que la rue Royale. Rentré à la maison — ma femme me suivait — j'ai repris mes occupations ordinaires, et le lendemain, je suis sorti *seul* une heure avant et une heure après le déjeuner.

« Avant-hier, à deux heures et demie, j'aperçois sur le boulevard de la Madeleine un de mes bons amis qui aime à causer. Quoique accompagné de ma femme, la peur me saisit, je fais volte-face pour n'avoir pas à parler à mon ami. Mes jambes alors tremblotaient, je me soutenais à peine, et ce n'est que 50 mètres plus loin et quand j'ai vu mon ami entrer quelque part, que ma quasi-tranquillité est revenue et que j'ai pu continuer ma course.

« Ainsi, seul ou accompagné par ma femme, j'ai des frayeurs : mes jambes fléchissent, se roidissent, tremblent ou se refroidissent, et je crois que je vais me jeter par terre. L'inquiétude se lit sur mon visage, ma raison se trouble et je redoute de perdre connaissance. Je juge très-bien mon état et ma première pensée est de rentrer au plus vite chez moi. Tâchez de faire cesser ou d'enrayer ces affolements stupides. A la maison, je préfère les encoignures où je puis m'appuyer. »

2 octobre 1877. — « Si vous ne m'avez pas guéri, vous avez du moins enrayé ma maladie. Je ne suis pas assez naïf ni assez inepte pour croire jamais à une guérison. Voilà onze ans, deux mois et vingt jours que j'ai fait ce voyage de Honfleur à Southampton que je vous ai narré si souvent !

« Demain, M. L..., de l'Opéra, doit m'envoyer deux places pour *la Reine de Chypre,* mais je lui ai bien recommandé de ne pas m'envoyer de fauteuils ni de stalles, mais bien deux places dans une loge, quel que soit l'étage. Comme dans le temps, je ne monte jamais sur les impériales d'omnibus, pas plus qu'il me serait agréable d'aller dîner en ville, privé que je serais de pouvoir m'appuyer ou m'étayer à une banquette.

« Je mange et bois bien, et je dors assez bien. Quand je sors dans la journée ou la soirée (sauf après les repas, surtout le déjeuner, où je suis mieux), je marche comme un homme ivre ou qui vient d'être réveillé en sursaut, ou bien encore qui relève d'une longue maladie et qui n'a ni les jambes ni la tête solides. »

IV.

QUELQUES PARTICULARITÉS RELATIVES AUX AGORAPHOBES.

On a pu remarquer que la peur des espaces se produisait chez certains malades dans un lieu très-fréquenté ou dans les foules. L'angoisse est alors absolument la même qu'en présence d'une place; elle s'impose soudainement et elle est amenée d'une façon presque invariable par ce raisonnement : « Je ne peux pas sortir, je vais avoir une crise, tout le monde va faire attention à moi et se moquer; je suis perdu ! » Un agoraphobe, traité par Cordes, se trouvait au théâtre lorsqu'il se lève tout à coup au milieu de la représentation et s'éloigne. Le lendemain, lorsque son médecin l'interroge et lui reproche son manque de confiance, il lui répond : « Qu'est-ce que je serais devenu si le feu avait éclaté dans la salle et si, à ce moment là, j'avais eu un accès? Je n'aurais pas pu me sauver. »

Résumons maintenant quelques cas rapportés çà et là par les auteurs.

M. Dagonet a cité, dans une séance de la Société médico-psychologique, l'exemple d'un jeune homme très-instruit, professeur de lettres, appartenant à une famille intelligente, et qui présente tous les phénomènes se rattachant à la peur des espaces. Plusieurs des parents de ce jeune homme sont excentriques ou même aliénés.

M. Delasiauve a vu un malade, domicilié au Gros-Caillou, qui ne pouvait traverser le pont d'Iéna ou des Invalides, qu'en fixant au delà un arbre ou une maison. Encore n'y réussissait-il pas toujours. Il se décidait avec peine à entrer dans une barque, et il éprouvait les plus vives anxiétés pendant toute la durée d'un trajet sur l'eau.

Morel fut placé, en 1845, auprès d'un malade, âgé de quarante ans, ancien officier de la garde royale, homme du monde, causeur intéressant, qui ne passait nullement pour un aliéné, mais que l'on considérait volontiers comme un excentrique. Il ne pouvait habiter qu'un rez-de-chaussée. Montait-il par distraction au premier étage, il était pris de frayeur et se sentait comme entraîné dans un précipice.

« Les trois ou quatre premiers jours se passèrent très-bien. Le malade paraissait heureux, et pas un mot concernant sa santé ne fut prononcé; seulement, je remarquai qu'il examinait d'une manière inquiète la localité, et il s'informait s'il n'y avait pas dans les environs quelque puits, quelque précipice. Ceci commençait déjà à m'inquiéter et j'entrevis que la position ne tarderait pas à se compliquer. Mes craintes se réalisèrent plus tôt que je n'avais pensé. Un soir, je fus réveillé par des cris terribles. Le domestique qui couchait près de M. *** appelait au secours, et quand j'arrivai, je fus témoin d'une crise nerveuse des plus intenses, M. *** criait et sanglotait; il se cramponnait à un domestique qu'il étouffait de ses étreintes. *Le puits, le puits,* s'écriait-il, d'une voix rauque..... *le puits, bouchez le puits.* Or, qu'était-il arrivé?

« M. *** s'était couché tranquillement, et, après quelques instants, avait demandé discrètement à son domestique ce que signifiaient les planches et les matériaux qu'il avait remarqués accumulés dans un coin du jardin, voisin de sa chambre à coucher. Le domestique répondit sans mystère que c'était un puits que l'on avait fait boucher. Eh bien, le simple fait d'association morbide entre l'idée d'un précipice et l'impression qui en fut le résultat immédiat, avaient suffi pour amener la crise que j'ai décrite (1) ».

Ainsi que l'a rapporté Morel, ce malade comptait des névropathes dans sa famille. Son frère, par exemple, était le type d'un de ces esprits pusillanimes, bornés, sans énergie, sans volonté, dont l'existence se rattache à des habitudes de niaiserie stéréotypée, et se signale par des tics ridicules. Il n'osait pas toucher des monnaies de cuivre, et quand il sortait seul en voiture, on payait d'avance le cocher, ou bien l'on enveloppait la somme (dans du papier. Il n'ouvrait jamais une porte ou une fenêtre sans envelopper préalablement sa main. Le jour de son mariage, on le chercha le soir pendant

(1) *Archives générales de médecine,* avril 1866.

des heures entières et on le trouva blotti, au grenier, derrière un vieux meuble. La crainte du tête à tête avec sa jeune femme avait suffi pour suspendre chez lui l'exercice de la volonté et amener un phénomène d'automatisme stupide. Or, personne n'ignore que certains névropathes passent facilement par des angoisses analogues ; qu'ils restent immobiles devant une porte sans oser l'ouvrir ; devant une lettre sans la décacheter ; devant un papier sans pouvoir y poser la plume ; devant une voiture sans en franchir le marche-pied, etc.

Mais revenons aux agoraphobes. Certains d'entre eux, après avoir traversé une place, ne peuvent regarder derrière eux, ni revenir sur leurs pas, sans être repris aussitôt de la même terreur. D'autres encore. très-tranquilles chez eux, peuvent, par la vivacité de leurs souvenirs, la concentration de leur pensée et la puissance de leur volonté, provoquer une scène d'angoisses identique à celle qu'ils ont éprouvée à un endroit déterminé. Il leur suffit de s'isoler du monde extérieur pendant quelques instants, de se rappeler nettement l'alarme subie et de s'identifier avec l'impression perçue : l'impression reparaît, revit. Bien qu'artificiel et volontaire, l'affolement anxieux n'est ni moins pénible ni moins prolongé que l'affolement accidentel et involontaire ne l'a été.

Le malade de Morel, qui ne pouvait habiter qu'un rez-de-chaussée, avait évidemment ressenti la peur des espaces en présence d'un puits, d'un grand trou, d'un gouffre ou d'un précipice, et, à la nouvelle que l'on avait fait boucher un puits très-près de lui, son anxiété première s'est reproduite. La réminiscence de l'émotion a rappelé l'émotion elle-même. Dans l'histoire psycho-pathologique des névroses, quel rôle la mémoire ne joue-t-elle pas !

V.

DISTINCTION ENTRE LA PEUR DES ESPACES PRIMITIVE, IDIOPA-
THIQUE, ET LA PEUR DES ESPACES SECONDAIRE, DEUTÉROPA-
THIQUE.

La peur des espaces, qui s'observe fréquemment chez des descendants d'apoplectiques, de convulsifs, de suicidés ou d'aliénés, est un état idiopathique, une névrose spéciale, ainsi qu'on vient d'en lire des exemples, mais dans beaucoup de cas elle n'est point par elle-même une entité morbide. Elle coexiste alors avec d'autres phénomènes nerveux, est un incident pathologique et devient un simple symptôme relié à tout un groupe d'autres manifestations non moins significatives. L'agoraphobie n'est plus que secondaire et elle rentre dans le cortége des accidents deutéropathiques.

Lorsque ce fait se présente, les malades, au lieu d'être surpris subitement et en pleine santé par la peur des espaces, ont eu souvent ou ont encore des migraines, des éblouissements, des bluettes, des névralgies périodiques, des tremblements passagers, des palpitations, de l'insomnie, de l'excitabilité paroxystique, de l'émotivité facile, des suffocations, des troubles de la sensibilité générale, des demi-défaillances, des bourdonnements d'oreilles, des superstitions étranges, des scrupules, des remords de conscience, des craintes chimériques, des appréhensions lugubres, des frayeurs grotesques, mais avec conservation de l'intelligence, maintien normal des aptitudes viriles, intégrité de l'accommodation et absence de dyspepsie, de vomissements et de diarrhée.

D'après Cordes, le *tremor* peut servir de criterium à cette affection, car il se manifeste au moment de l'accès, chez des sujets vigoureux, bien musclés, qui peuvent accomplir les travaux les plus fatigants et supporter sans lassitude les plus longues courses. Cet auteur a, entre autres faits, cité le suivant : Un employé de l'État avait été littéralement surchargé de travail. Il eut un tremblement très-accentué du bras droit, puis de la peur des espaces, et il lui devint tout à fait impossible de manger et d'écrire en présence de quelques personnes. Le tremblement du bras droit ne tenait, d'après lui, qu'à cette circonstance qu'il ne pouvait dormir qu'en étant couché sur le côté droit et en faisant reposer tout le poids de sa tête sur son bras. Une saison aux eaux de Kissingen empira son état, mais des frictions à la peau, des lotions froides, des bains de rivière et un régime alimentaire tonique le rendirent à la santé.

VI.

DÉBUT.

Le début de la peur des espaces est donc brusque, lorsque l'affection est idiopathique, ou lent, quand l'état morbide est secondaire. La manifestation initiale éclaire à la fois le diagnostic et le pronostic. Indépendamment des faits cliniques que j'ai déjà rapportés, en voici deux autres résumés d'après Cordes, qui se chargeront de démontrer la justesse de la première partie de cette proposition.

Un professeur de l'école d'agriculture, qui, par l'opiniâtreté de son travail, s'est élevé de la condition la plus humble jusqu'au poste qu'il occupe, fut pris un jour, subitement, de la peur des espaces en faisant son cours. Il ne put ni continuer à parler, ni lire. Il s'inquiéta beaucoup, devint très-anxieux et renonça à sortir seul. Ce malade était d'une constitution très-vigoureuse. Il a guéri.

Un employé de chemin de fer, qui avait commis de grands excès, se mit tout à coup à rester au lit, parce qu'il avait peur dans les rues et qu'il n'osait plus marcher devant tout le monde. Lorsqu'on usait d'intimidation vis-à-vis de lui, il sortait et se résignait à marcher, mais, en face du vide, il tremblait, se couvrait de sueur ou se refroidissait.

Comme exemple, à la fois, de début lent de peur des espaces et d'état deutéropathique, je ne connais pas d'observation plus concluante que celle qui va suivre et qui a été publiée en 1873, par M. Perroud dans *Lyon médical.*

Obs. VIII. — M. L..., âgé de vingt-cinq ans, employé de commerce, d'une constitution médiocre et d'un tempérament nerveux très-impressionnable, a été éprouvé dans son enfance par une affection grave du poumon (vomique?) ce qui engagea ses parents à l'envoyer terminer son instruction dans le Midi.

En 1859, de retour à Lyon, dans sa famille, il commence à être pris d'accidents nerveux divers, sous l'influence présumée d'une vie moins active ou plus monotone : il devient triste, facilement irritable et dyspeptique.

En 1860, un soir, il est pris subitement, dans la rue, de coliques légères avec sentiment de faiblesse dans les membres inférieurs; depuis lors, ses jambes lui paraissent plus faibles qu'à l'état normal : il lui semble qu'elles vont ployer sous lui, et, dans cette persuasion, il évite de sortir; bientôt, lorsqu'il est dehors, cette inquiétude se change en frayeur, et, au bout de deux mois, il arrive progressivement et rapidement à éprouver un sentiment d'angoisse difficile à définir, quand il se trouve seul au milieu d'une rue ou sur une place. Il se sent alors isolé et comme épouvanté du vide qui l'environne; ses membres tremblent, et l'émotion pénible qu'il éprouve a quelque chose de comparable à celle que l'on ressent lorsque l'œil plonge dans de vastes profondeurs, comme lorsqu'on est suspendu au-dessus d'un précipice.

Cette terreur inexplicable saisit principalement le malade lorsqu'il traverse un pont, une grande place ou une large rue; aussi évite-t-il avec soin de pareilles traversées pour longer strictement les maisons lorsqu'il se hasarde à sortir; il se sent alors plus rassuré, et ses angoisses diminuent; elles diminuent aussi lorsque M. L..., est suivi ou accompagné de quelqu'un; il sort alors volontiers, et quoique son compagnon ne lui prête d'autre appui que l'aide de sa présence, c'est assez pour rassurer le malade et atténuer son agoraphobie. La simple compagnie d'une canne est suffisante parfois pour diminuer ou faire cesser cet accident bizarre; une forte distraction produit le même effet : M. L..., alors traverse facilement, et presque à son insu, des espaces qu'il n'aurait pu franchir sans les plus vives angoisses, si son esprit n'avait pas été occupé ailleurs.

Ces phénomènes nerveux sont accompagnés d'un état névrosique assez prononcé : grande excitabilité, un peu de kopiopie, quelques très-rares bourdonnements d'oreilles ; le malade se préoccupe vivement de ce qu'il éprouve, il s'exagère toutes ses sensations, et répète en pleurant qu'il ne guérira pas. Quelques mois après le début de son affection, il eut un véritable accès d'hystérie avec larmes, convulsions cloniques, boule hystérique et défaillance sans perte de connaissance.

L'examen physique de tous les organes donne des signes négatifs : pas de diminution de l'intelligence ; la force musculaire, essayée d'après la méthode ordinaire, n'est diminuée ni dans les membres supérieurs ni dans les inférieurs, pas de spermatorrhée, pas de troubles dans l'émission des urines ou des matières fécales.

Les différents phénomènes nerveux dont nous venons de parler durèrent deux ans. M. L..., est encore un peu névropathique, mais, depuis 1861, il n'accuse plus d'agoraphobie, quoique depuis cette époque, il ait éprouvé encore quelquefois une sensation de faiblesse momentanée dans les membres inférieurs ; des toniques', des antispasmodiques et de l'hydrothérapie ont surtout fait la base du traitement, mais ils n'ont paru avoir qu'un effet médiocre sur la guérison.

Ajoutons que le père de M. L..., a été maniaque, il y a quelques années, pendant plusieurs mois. La mère du malade est très-nerveuse et aurait éprouvé des phénomènes d'agoraphobie analogues à ceux que son fils a présentés, et qui durèrent deux ou trois ans.

Autant l'agoraphobie idiopathique a été peu soupçonnée, et a donné lieu jusqu'à aujourd'hui aux diagnostics les plus contradictoires de la part d'observateurs éminents, autant l'agoraphobie secondaire a été signalée souvent par les cliniciens qui ont étudié les névroses, mais sans que l'on ait connu alors et fait ressortir la signification propre de ce symptôme spécial. Je n'en prendrai à témoin pour l'instant que M. Krishaber, qui, dans ses intéressantes observations de névropathie cérébro-cardiaque, a relevé sans commentaires les deux particularités cliniques suivantes :

1° Un colonel de l'armée anglaise, chef de la police dans les Indes, âgé de quarante-trois ans, dont le père était mort à la suite d'un ramollissement cérébral, a été plus de quinze mois sans pouvoir seulement s'approcher d'une fenêtre.

2° Un jardinier du canton de Vaud, âgé de trente-quatre ans, a eu des peurs inexplicables. Il craignait de ne point reconnaître son chemin; il n'osait pas rester seul; ses jambes semblaient ne pas lui appartenir; il ne sentait pas le sol en marchant.

Beaucoup de circonstances psycho-pathologiques sont passées inaperçues ou ont été considérées comme des excentricités ou des anomalies non susceptibles d'analyse, que l'on place maintenant dans un casier nosologique spécial, avec une étiquette facilement reconnaissable. Un ophthalmologiste distingué de Paris, qui avait lu attentivement dans la *Gazette des Hôpitaux* de 1875 l'histoire clinique de *La folie du doute (avec délire du toucher)*, publiée par moi, m'a fait très-récemment rencontrer à dîner avec la femme d'un de ses amis, en me prévenant d'avance que ma voisine de table ne mangerait pas. Elle avait toujours peur de trouver une aiguille dans ses aliments ! Il avait non-seulement porté un diagnostic irréprochable, mais il avait prédit avec justesse ce qui arriva : cette malade, âgée de vingt-cinq ans, mère de deux petits enfants, avait maigri de vingt-trois kilogrammes en moins de trois mois, et, sous le prétexte qu'elle avait trop copieusement déjeuné le matin, elle s'imposa le soir, à côté de moi, une diète plus que sévère, et ne but qu'un peu de vin blanc avec de l'eau, après avoir obstinément refusé différents vins rouges. Et de fait, une aiguille se serait aperçue au fond d'un verre de vin blanc. Semblable à tous les névropathes de sa catégorie, et justifiant ainsi tout ce que j'ai dit sur l'influence d'une affirmation étrangère et sur le besoin indispensable d'être rassuré, elle ne quittait pas des yeux son mari, placé intentionnellement en face d'elle. Elle ne se décidait à porter quelque chose à sa bouche que lorsqu'elle avait compris, par les gestes et les signes qui lui étaient faits, qu'il n'y avait point d'aiguille dans le très-petit morceau de pain qu'elle tenait à la main et qu'elle montrait avec inquiétude, tout en prenant part d'ailleurs avec beaucoup de distinction, de finesse et d'esprit, à la conversation qui s'était engagée. Je lui fis avouer, sans la moindre difficulté, que, la première

année de son mariage, elle avait eu peur des chiens enragés ;
qu'elle avait depuis longtemps des scrupules à l'occasion de
ceci ou de cela ; qu'elle se livrait à des lavages répétés, etc.
Mais revenons à la peur des espaces.

VII.

ÉTIOLOGIE. ABUS DU CAFÉ. HÉRÉDITÉ.

Je ne possède pas encore de notions absolument certaines
sur l'étiologie de cet état, en tant que névrose idiopathique.
Les auteurs ont mentionné les émotions vives de nature triste,
une nouvelle terrifiante inattendue, la mort subite d'une personne chère, la chance heureuse d'avoir échappé à un très-
grand danger, une commotion violente, une grande contention d'esprit, des travaux intellectuels prolongés, les veilles
trop souvent renouvelées et les excès vénériens. J'ai vu effecti-
vement toutes ces causes produire les effets que l'on sait,
mais je suis bien obligé de reconnaître qu'elles rentrent le
plus souvent dans l'étiologie générale de toutes les névroses.
Je ne crois pas, en somme, qu'il y ait là quelque chose de
spécial à la peur des espaces.

Au mois d'août 1876, j'ai eu occasion de voir un jeune
homme de vingt ans, blond, de haute taille, très-fort, qui
venait d'être refusé presque coup sur coup à un examen et à
un concours. Il avait, paraît-il, considérablement travaillé et
avait stimulé sa mémoire outre mesure, à l'aide de cinq, six
ou sept tasses de café dans la soirée ou dans la nuit. Man-
geant peu, fumant beaucoup, dormant insuffisamment, il se
surexcita au point d'étonner parfois ses maîtres et ses camarades. Un soir, en face d'un grand pont, il eut peur et resta
comme pétrifié. Le même phénomène se renouvela dans
diverses circonstances, mais toujours en face du vide. Humi-
lié, craignant de passer pour un poltron, préoccupé de son
état, il résolut de travailler moins et de se distraire davantage. Ses angoisses se rapprochèrent, et, une fois entre

autres, à un café-chantant des Champs-É.ysées, il crut qu'il
allait tomber, fut extrêmement perplexe et effrayé, s'appuya
contre une balustrade et s'éloigna dès qu'il se sentit capable
de faire quelques pas. Il n'avait aucunement perdu connaissance, n'avait point éprouvé de tournoiement et revint facilement à pied jusqu'à sa demeure. On pensa à des vertiges épileptiques, mais je me crus en droit d'affirmer , dans la con-
sultation qui fut provoquée par la mère et par le subrogé-
tuteur de ce jeune homme , que le repos, un voyage au bord
de la mer, la suppression du café et la diminution considérable du tabac, feraient rapidement tous les frais de la guérison. C'est ce qui arriva.

L'abus du café — qu'on me permette ici une digression —
est un peu devenu la passion du jour. La femme de l'ouvrier,
à Paris, est notamment portée à prendre avec excès de ce
breuvage stimulant. J'ai occasion de voir chaque jour, au
Dépôt de la préfecture, des femmes exaltées au premier
chef, qui ne délirent point à proprement parler, mais qui
sont loquaces, irascibles, insolentes et menaçantes. Elles
ont une activité pathologique, sont susceptibles, acariâ-
tres, importunes et mécontentes de tout; elles ont le ton
élevé et criard, l'œil brillant et énergique, le teint coloré et
chaud, l'attitude générale décidée et arrogante, la langue
assez nette et le sommeil court. Il n'y a là ni la mise en
scène de l'irritabilité hystérique ni celle de la turbulence
alcoolique. Il y a simplement l'excitation produite par le
café pris en excès.

Jusqu'au jour de notre deuil national, jusqu'à l'heure de
l'invasion du territoire français par le soldat prussien, la
femme, à Paris, était restée sobre. Elle n'avait point eu besoin encore de tromper son estomac et de recourir, pour le
satisfaire, aux succédanés de l'aliment. Très-modérée dans
ses appétits gastriques, elle avait vécu avec insouciance et
réserve au milieu des mets abondants de la ville ouverte.
Mais la ville se ferma, les provisions s'épuisèrent et l'on en
vint aux expédients. Le vin, l'eau-de-vie et le café figurèrent
en tête des préparations destinées à masquer la faim. La popu-

lation s'alcoolisa largement. Plus l'alimentation devint difficile, plus le rationnement fut exigu, plus le pain noir man-
qua, et plus on s'ingénia, de bonne grâce, à perdre l'habitude de dîner. On abusa des stimulants liquides : la nécessité
faisait loi.

Les portes se rouvrirent... presque à regret pour nous, puisque notre énergique résistance n'avait point abouti, et puisque
la France se trouvait amputée de deux chères provinces, et
beaucoup d'anciens assiégés ne se déshabituèrent ni du vin,
ni de l'eau-de-vie, ni du café. Depuis 1871, l'alcoolisme notamment a quintuplé chez la femme! Un jour ou l'autre, je
le démontrerai. Mais je tiens seulement à dire aujourd'hui,
que le café noir, en excès, n'est presque plus sorti de l'hygiène alimentaire de la femme, et que, même dans les rangs
les plus humbles et les plus pauvres de la population pari-
sienne, on préfère maintenant une tasse de café à 1 kilo-
gramme de pain. Avec ses tendances instinctives à l'exagération, avec l'élévation toujours croissante du prix des
denrées et avec la stagnation inquiète des affaires commer-
ciales, la femme qui ne trafique pas de ses charmes, a la vie
difficile et est tenue à travailler considérablement. Afin de
pouvoir consacrer quatorze heures sur vingt-quatre à sa ma-
chine à coudre, afin d'entretenir ses forces générales et de
stimuler son courage, elle fait revivre, pour ses besoins per-
sonnels, les expédients en honneur pendant le siége et elle
fait abus de café. L'exaltation intellectuelle finit par se produire, et voilà comment j'ai été conduit, par voie de com-
paraison, à établir que, dans un assez grand nombre de cas,
l'état mental de la femme, à Paris, n'est plus semblable en
ce moment à ce qu'il était avant notre désastreuse campagne
de 1870.

Ainsi que le démontre l'exemple de ce jeune homme de
vingt ans, que je rapportais tout à l'heure, l'usage immodéré
du café, joint à d'autres causes stimulantes ou déprimantes,
doit être noté désormais comme circonstance étiologique
possible de la peur des espaces.

Ainsi qu'on l'a vu déjà, je crois, dans l'espèce, à l'influence de l'hérédité. La plupart de nos malades étaient des prédisposés aux névroses, mais l'observation-type, sous ce rapport, est celle qui figure dans le mémoire de M. Perroud, et que voici :

Obs. IX. — Mme D..., âgée de trente ans, est d'une forte complexion et compte quatre ou cinq aliénés dans ses ancêtres maternels. Elle a un frère paraplégique, et un autre frère hémiplégique, mort avec des accès éclamptiques; elle-même a été sujette, dans sa jeunesse, à de fréquentes céphalalgies, et, depuis vingt mois, à la suite d'un accouchement très-laborieux, elle éprouva des accidents nerveux variés et mobiles.

Les céphalalgies ont disparu, mais sont survenues des idées tristes et noires, une crainte continuelle de devenir aliénée comme ses parents, un peu de perte de la mémoire, une douleur plus ou moins vive, mais persistante, le long du rachis, au niveau des premières dorsales, une certaine facilité à se lasser sous l'influence de a marche, et de plus une sensation de vide dans la tête, quand elle se trouve seule au milieu d'une place ou d'une rue. Il semble alors à la malade qu'elle est perdue dans le vide; elle se sent mal assurée sur ses jambes et il lui paraît qu'elle est constamment sur le point de tomber soit en avant, soit en arrière. Cette sensation pénible a fini par lui inspirer une certaine peur des espaces étendus; elle ne peut bientôt plus traverser une rue et surtout une place sans appréhension, et elle est arrivée ainsi à éprouver une véritable angoise quand elle est obligée de s'aventurer de la sorte. Quand elle est accompagnée, elle se sent moins isolée, et ces peurs bizarres ne se produisent pas ou disparaissent en même temps que disparaît la sensation du vide qui l'entoure.

Cette agoraphobie a bien diminué maintenant, mais la malade est toujours très-névropathique. Elle ne présente, du reste, les signes d'aucune lésion organique apparente.

S'il est difficile, dans quelques cas, d'assigner une cause très-nette à la peur des espaces, envisagée comme névrose idiopathique, il n'en est plus de même pour la recherche de l'étiologie de l'agoraphobie deutéropathique. Le mode de formation de cet état secondaire a été exposé, par M. Perroud, dans les termes suivants :

« Un malade est sujet à des vertiges ou à des défaillances

dans les membres inférieurs; il hésite alors à s'aventurer loin des objets qui pourraient lui servir de point d'appui; en cas d'accident, dans les rues, il se tient à la portée des maisons, c'est avec une certaine appréhension qu'il traverse la chaussée, et son appréhension est plus grande encore quand c'est une place qu'il lui faut franchir; peu à peu l'état névropathique aidant, cette appréhension devient maladive et c'est bientôt de la terreur et une véritable angoisse que le sujet éprouve quand il se sent seul et isolé, au milieu d'un espace étendu; c'est une sorte de terreur du vide qu'il ressent, il est comme cloué en place, et ne peut plus avancer ni reculer, persuadé qu'il ne pourrait le faire sans danger. » L'agoraphobe est ainsi créé.

VIII

INFLUENCE DU SEXE ET DE L'AGE

Lorsque la peur des espaces est primitive, elle s'observe, la plupart du temps, chez des hommes, et chez des hommes intelligents, lettrés, exerçant des professions libérales, dont l'âge varie le plus souvent entre vingt-cinq et quarante-cinq ans. Sur vingt-neuf cas observés par Cordes (vingt-huit hommes et une femme), deux malades étaient atteints de la maladie de Basedow. Les cas de Westphal et de Brown-Sequard se rapportent à des hommes, ceux de M. Perroud à des hommes et à des femmes en égale proportion. Mes observations personnelles concernent des hommes quatre fois sur cinq. La peur des espaces secondaire est, au contraire, beaucoup plus fréquente chez la femme et se retrouve confondue au milieu d'une foule de manifestations névropathiques. Le sexe du malade, sauf de rares exceptions, révèle donc d'avance, en quelque sorte, l'espèce de la névrose. L'homme est, en général, agoraphobe primitif et la femme agoraphobe secondaire.

IX

DIAGNOSTIC DIFFÉRENTIEL

D'après tout ce qui précède, le diagnostic de la peur des espaces ne semble pas, au premier abord, très-difficile à établir. Il importe cependant de différencier très-nettement cet état du vertige simple, du vertige épileptique, du vertige goutteux, du vertige stomacal, de l'hypochondrie, du délire émotif et de la névropathie cérébro-cardiaque.

§ 1. — *Vertige.* — Le vertige, ainsi que l'indique son origine étymologique (*vertere*), consiste dans un tournoiement illusoire, pénible, subit, qui semble entraîner l'individu lui-même et les objets extérieurs, et qui détermine une titubation chancelante, presque voisine de la chute. Dans le *vertigo simplex*, il y a tournoiement apparent des objets, sans obscurcissement de la vue. Dans le *vertigo tenebricosa*, il y a tournoiement des objets et obscurcissement tel de la vue que l'équilibre ne peut pas toujours être conservé. Rendant compte de ses impressions, le vertigineux manque rarement de dire : « Tout tourne. »

Dans la peur des espaces, il n'existe ni tournoiement, ni obscurcissement de la vue. Aussi, l'agoraphobe a-t-il bien soin de faire remarquer que « rien ne tourne. »

On est vertigineux dans un salon, à table, en voiture ou dans son lit, mais on n'éprouve la peur des espaces que dans les conditions très-spéciales que j'ai indiquées.

§ 2. — *Vertige épileptique.* — Le malade affecté de vertiges épileptiques jouit de toutes les apparences de la santé, s'occupe de son travail ou cause tranquillement, quand tout à coup il pâlit un peu, s'arrête, paraît surpris, interrompt sa phrase, conserve les yeux-fixes, lâche l'objet qu'il tient à la main ou le lance convulsivement loin de lui, et reste ainsi immobile pendant quatre, huit, dix ou douze secondes au plus. Il pousse un soupir, achève ce qu'il disait, et ne se doute pas souvent qu'il vient d'être malade. Il n'est pas tombé, n'a rien vu, rien entendu, rien senti; il a été isolé du monde extérieur, il a été absent. Dans quelques cas graves, à la suite d'un vertige de ce genre, le malade peut rester pendant un certain temps troublé, ahuri, demi-hébété, inconscient; il peut balbutier quelques mots incohérents ou orduriers, découvrir ses organes génitaux et accomplir automatiquement des actes étranges ou violents, il reprend possession de lui-même et ne se souvient de rien.

L'individu qui traverse les angoises de la peur des espaces, est loin de perdre connaissance; il n'ápprécie que trop sa propre terreur, et il en conserve un souvenir tellement pénible que la réminiscence évoquée de l'émotion peut rappeler l'émotion elle-même et tous les phénomènes qui l'accompagnent.

Le vertige épileptique révèle une situation pathologique sérieuse du cerveau et détermine une suspension passagère de la vie intellectuelle. La peur des espaces, c'est le trouble émotif parvenu à son summum; c'est la terreur hyperesthésiée; c'est la raison qui, au milieu de ses opérations, surprend une erreur et se laisse intimider, mais n'abdique point.

§ 3. — *Vertige goutteux.* — Un homme de quarante-cinq à soixante ans, grand, fort, coloré, peut-être un peu obèse, ayant de temps à autre de la gravelle ou de l'asthme, comptant des goutteux parmi ses ascendants, est ébloui, a des troubles visuels, voit parfois tout tourner et manque de tomber. Il se préoccupe, s'inquiète, redoute « une attaque » ou « un coup de sang », et réclame un conseil médical. En pareille occurence, il importe de bien préciser les commémoratifs et d'interroger les articulations. Le gros orteil n'a-t-il pas déjà été visité par la goutte et ne s'est-il pas montré chaud, luisant et douloureux, à une ou plusieurs reprises? Ou bien n'existe-t-il pas une déformation des articulations métacarpo-phalangiennes du pouce et de l'index? Ne constate-t-on pas une bride saillante sur le trajet des tendons fléchisseurs du médius et de l'annulaire? L'extension complète des doigts n'est-elle pas devenue presque impossible et la main ne tend-elle pas à prendre la forme d'une griffe?

L'inspection minutieuse de la main a ici une importance et, à ce propos, je tiens à faire remarquer que le cordon saillant et dur de la face palmaire de la main n'est pas constitué par les tendons fléchisseurs eux-mêmes, mais qu'il est le fait de l'épaississement d'un certain nombre de fibres de l'aponévrose palmaire, sous laquelle jouent librement les tendons. Ce cordon n'est, d'ailleurs, nullement douloureux.

Dans quelques cas, le vertige goutteux peut devancer l'attaque de goutte elle-même. J'en ai observé un exemple probant, ainsi qu'on va le voir.

J'ai rencontré, en 1865, aux eaux de Contrexéville, un capitaine de frégate, âgé de quarante-huit ans, que des prétendues menaces graves d'apoplexie rendaient inquiet et morose, et qui s'était imposé un régime diététique plus que rigoureux. Il avait eu, pendant ses voyages, trois coliques néphrétiques, à huit ou dix mois de distance l'une de l'autre, puis il avait été quelque temps sans rien ressentir et était ensuite devenu sujet à des vertiges, précisément au moment où un service sédentaire le rappelait au port de Toulon. Cet officier supérieur voyait tout à coup les objets vaciller, tourner autour de lui, et il lui semblait, s'il se trouvait dans la rue, que sa vue s'obscurcissait, que les maisons se rapprochaient et se reculaient, que les passants marchaient en zigzag, que les voitures s'enchevêtraient les unes dans les autres, qu'il n'était plus solide, qu'il allait tomber, etc. Parfois en lisant, les caractères d'imprimerie semblaient se disjoindre et danser sous ses yeux. Il n'éprouvait point d'état nauséeux et n'avait jamais été dyspeptique. Son intelligence était remarquable, sa parole très-nette et sa mémoire excellente. Toutes ses articulations étaient indemnes. Et cependant, ce malade était très-manifestement atteint de vertige goutteux. Je réduisis à néant toutes ses appréhensions relatives à des accidents cérébraux imminents, et je lui prescrivis, entre autres choses, une hygiène alimentaire normale. J'ai appris depuis que ce malade, qui n'a quitté la marine que depuis deux ou trois ans, avait eu de nouvelles coliques néphrétiques et qu'à partir d'un premier accès de goutte classique, il n'avait plus eu de vertiges.

Dans la peur des espaces, l'âge du malade n'est plus le même que dans la goutte et il n'y a point de tournoiement. Le goutteux n'a des vertiges que par paroxysmes, et il en a alors un assez grand nombre, dans toutes les circonstances de sa vie, à toute heure, tandis que l'agoraphobe peut se soustraire à ses angoisses en évitant les rues larges et les places, en ne s'engageant que dans des rues étroites ou en ne sortant pas lorsque les boutiques sont fermées.

§ 4. — *Vertige stomacal.* — Sous le nom de *vertige a stomacho læso*, Bretonneau et Trousseau ont décrit un état très-particulier que les anciens avaient appelé *vertigo per consensum ventriculi*, et que l'on appelle simplement aujourd'hui « vertige stomacal », ou « vertige dyspeptique. » Lorsqu'un individu est en proie à ce malaise, il a comme un sentiment de vague dans la tête ou bien il lui semble que ses tempes sont violemment étreintes par un cercle de fer ; il est étourdi, a des brouillards devant les yeux ou croit apercevoir des objets de nuances différentes qui se confondent de la manière la plus indistincte. Parfois, il déclare avoir devant les yeux une sorte de grande roue noire qui se meut avec une excessive rapidité. S'il est debout, tout tourne autour de lui. Il est obligé, à ce moment, de fermer les yeux et de garder la plus complète immobilité. S'il est couché, son lit paraît tourner ou il se voit entraîné lui-même dans un mouvement de rotation. En même temps, il éprouve d'ordinaire un état nauséeux, voisin du mal de mer.

La circonstance la plus imprévue peut provoquer le retour

de cet état. Que le dyspeptique passe devant une file de barreaux, devant un mur treillagé, ou qu'il entre dans un appartement à tenture rayée, et il pourra se faire que ces barreaux, ce treillage ou ces raies de la tenture fusionnent entre eux, déterminent un brouillard et obscurcissent la vue. Que le malade lève la tête un peu brusquement, et le vertige stomacal pourra se produire; qu'il la baisse, au contraire, et il ne ressentira rien. Or, dans le vertige symptomatique d'un état cérébral congestif, personne n'ignore que le vertige peut se produire par le seul fait de l'abaissement de la tête. Ce caractère différentiel est bon à noter en passant.

Le dyspeptique vertigineux est exposé à des retours incessants de son malaise. Il ne se méprend pas sur les sensations étranges qu'il perçoit; il en a même parfaitement conscience, et il a une si grande frayeur de l'apoplexie qu'il ne se plaint point d'autre chose, se met de lui-même à la diète, demande à être saigné ou réclame une application de sangsues. Or, indépendamment de son vertige stomacal, il a des douleurs d'entrailles, de la pesanteur épigastrique, des crampes, des flatuosités, des éructations acides, des vomissements glaireux, des digestions laborieuses, de la constipation ou une diarrhée lientérique.

Dans la peur des espaces, il n'est point question de tout cela. Les papiers rayés, les treillages et les barreaux importent peu à l'agoraphobe qui, lui, a d'irréprochables digestions et n'est pris de terreur qu'en face du vide. Le sujet de l'observation VII avait, il est vrai, trois ou quatre garde-robes par jour, dont quelques-unes étaient parfois demi-diarrhéiques, mais cette disposition datait d'une époque très-éloignée, était devenue physiologique et coïncidait avec des apparences remarquables de bonne santé et même un certain embonpoint. Au surplus, sous l'influence d'un traitement persévérant et peut-être un peu de sa volonté, le malade n'exonère plus actuellement son intestin que deux fois dans les vingt-quatre heures.

En dernière analyse, les amers et les alcalins déterminent assez promptement la guérison du vertige stomacal, mais restent inefficaces dans la thérapeutique de la peur des espaces. Les deux affections sont donc. loin d'être les mêmes.

§ 5. — *Hypochondrie.* — Je m'étonne que l'on ait pu songer un seul instant à rapprocher la peur des espaces de l'hypochondrie; et que l'on ait même parfois confondu l'agoraphobe avec le nosomane. Des différences fondamentales séparent ces deux individus. Le contraste est frappant. On va pouvoir en juger.

L'hypochondriaque, soit en vertu d'une prédisposition native, soit à la suite d'une sensation réelle insolite, mais vague et peu sérieuse, a l'attention éveillée du côté de sa santé physique. Il se préoccupe, redoute la souffrance, étudie l'accomplissement de ses principales fonctions, s'inquiète du jeu de ses organes, analyse ses moindres sensations et s'écoute vivre. Avec une sollicitude, dont l'exagération ne reconnaît point de limites, il observe sa langue, sa gorge, ses organes génitaux, et se livre à un examen approfondi et soucieux de ses crachats, de son urine et de ses déjections alvines. Pour lui, la particularité la moins significative a un caractère, le plus léger indice acquiert de l'importance, la plus faible apparence morbide est interprétée de la manière la plus fâcheuse. En vertu de ses propres exagérations, il est conduit à s'imposer une hygiène personnelle, un régime diététique particulier, et à prendre de sévères précautions. Il s'interdit tel aliment et recherche tel autre, choisit ses boissons, passe en revue ses vêtements et hésite sur celui qu'il doit porter dans la journée, se méfie des courants d'air, discute l'état atmosphérique et se trouve aussi mal de la chaleur que du froid, de la pluie que du beau temps. Une fois qu'il s'est de plus en plus laissé glisser sur cette pente, il a nécessairement le désir de remédier à son état. Il achète alors des ouvrages de médecine, lit complaisamment les annonces pharmaceutiques de la quatrième page des journaux, et, à mesure qu'il soigne son éducation médicale, il s'effraye davantage. Rapportant à lui-même et à sa situation propre une foule de révélations peu tranquillisantes, il redoute les périls les plus hors de propos, expérimente tous les médicaments anciens ou nouveaux, consulte divers médecins, se gargarise, se baigne, se purge, se douche, se frictionne, s'électrise, se met à la diète ou se tonifie à outrance. A bout de traitements, non soulagé, mais déçu, il s'imagine qu'il a un cancer de l'estomac, la syphilis constitutionnelle, une hypertrophie cardiaque ou une lésion hépatique, et, attendu le caractère absolument irrémédiable de son état, il annonce sa mort prochaine, probablement sans une conviction bien intime, et il déclare qu'il ne compte plus les mois qui lui restent à vivre, mais les semaines ou les jours. Il ne parle que de lui, n'est intéressé que par la rapidité ou la lenteur de ses digestions, par la facilité ou la fréquence de ses mictions, par les caprices de son intestin ou la coloration spéciale de sa dernière garde-robe. Dès qu'il peut rencontrer un interlocuteur qui se résigne à l'écouter, il se lamente, gémit, récapitule ses douleurs passées et ses infirmités présentes, et semble de la sorte s'attribuer à lui-même cette devise affligée : Souffrir pour vivre.

L'individu affecté de la peur des espaces ne connaît ni les exagérations, ni les tristesses, ni la mobilité thérapeutique de l'hypochondriaque. Il éprouve une angoisse effrayante en face du vide, mais il a le soin de dire et d'écrire qu'il se porte à merveille et que son appétit ne laisse absolument rien à désirer. La souffrance est imaginaire chez l'hypochondriaque, mais la sensation perçue par l'agoraphobe, dans des circonstances déterminées et identiques, est parfaitement réelle. Le premier est un mélancolique, le second un névropathe à son heure. L'un ressasse des gémissements monotones, l'autre est surpris à l'improviste en pleine gaieté. Tout les sépare et rien ne les rapproche.

§ 6. — *Délire émotif.* — Il importe de discuter actuellement la question de savoir si la peur des espaces ne pourrait pas être confondue avec cette névrose du système nerveux ganglionnaire viscéral que Morel a décrite sous le nom de « délire émotif? »

Pour cet éminent observateur, le délirant émotif est un malade susceptible, irritable, à sensibilité hyperesthésiée, très-facile à émouvoir, fatigant, exigeant, égoïste, ingrat, ayant quelques idées fixes, sans aucune compromission fatale, nécessaire et démontrable des facultés, et pouvant cependant, à un moment donné, accomplir certains actes irréfléchis, ridicules, excentriques ou peut-être dangereux. Il est impulsif à l'occasion, fantasque dans ses antipathies et souvent incompréhensible dans ses affections. Ses idées fixes, aucun raisonnement ne peut les vaincre. Ses actes insolites, rien ne les relie avec des habitudes antérieures. Essentiellement paroxystique dans ses manifestations morbides, il a ses périodes d'acuité, d'intermission et de rémission. A chaque exacerbation nouvelle il se trouble, s'émeut, se lamente, pleure, devient livide et a une défaillance demi-syncopale. Qu'il s'agisse ou non d'une suppression fugitive ou d'une interprétation puérile, et cela, de la même manière et dans des conditions identiques, prévues à l'avance, stéréotypées en quelque sorte. C'est du creux épigastrique que semblent partir les premiers symptômes de ce malaise bizarre qui peut aller jusqu'à empêcher l'accomplissement des actes ordinaires de la vie. Celui-ci aura peur de devenir fou, de mourir subitement, d'être mordu par un chien enragé, de rouler dans un précipice, d'avaler des épingles ou de toucher des boutons de porte ; celui-là n'osera pas se servir d'une arme, pâlira en face d'un rasoir ou d'une épée nue, aura des anxiétés pathologiques en bateau ou en voiture, redoutera le contact du verre pilé, craindra d'être contaminé par une substance toxique ou par l'urine et ne donnera pas la main, ne prendra jamais de bains, afin de ne point « s'assimiler les malpropretés d'autrui, » s'évanouira à la vue d'une souris, etc. Tous conviennent de l'inanité et de la sottise de leurs appréhensions, tous luttent et triomphent souvent d'eux-mêmes, tous retombent dans leurs bizarreries et leurs misères morales. Après s'être cachés des leurs, ils se dévoilent devant les étrangers. Blessés dans leur amour-propre, humiliés de leur manque de bravoure, honteux des aveux qu'ils ont à faire, ils prennent le parti de mettre leurs plaies à nu et ils vont alors interroger tels ou tels médecins.

Le délire émotif, qui ne rentre, à proprement parler, ni dans l'hystérie, ni dans l'hypochondrie, ni dans la folie, ne s'observe que dans l'intérieur des familles et non point dans les établissements spéciaux. Il est difficile à saisir dans son origine et à suivre dans son évolution ; il se dérobe un peu aux délimitations précises, affecte une marche chronique, ne compromet pas absolument le niveau intellectuel ou l'exercice des facultés et ne met, en aucune façon, la vie en péril. Il peut être incidemment traversé par la peur des espaces ainsi que le prouvera l'observation qui va suivre, mais l'agoraphobie n'est plus, dans ce cas, une entité morbide, mais bien un simple phénomène secondaire, figurant dans un groupe de symptômes divers ou d'états limitrophes.

Obs. X. — M. Georges ***, âgé de trente-neuf ans, rentier, se disant homme de lettres, ex.-secrétaire de la direction d'un théâtre, actuellement à la recherche de la rédaction d'un journal politique, littéraire ou musical, a une physionomie étrange, du clignotement des paupières et un tic de la face. Il parle avec une très-grande volubilité, interrompt sans cesse ses interlocuteurs, s'anime, gesticule presque à la façon d'un choréique, ne possède sur toute chose que des opinions plus que superficielles ou tout à fait provisoires, et ne paraît avoir nul souci de ce que l'on pourra penser de lui, de sa mobilité, de ses tergiversations ou de ses contradictions.

D'après ce qu'il rapporte, il est extrèmement nerveux et impressionné à l'excès par une bonne ou une mauvaise nouvelle ; il s'émeut, pleure ou s'irrite très-facilement ; il prétend avoir été éperdument amoureux de plusieurs femmes, et il ne relit jamais leurs lettres, sans s'attendrir beaucoup ; il ne boit pas un verre de vin de Bordeaux sans s'exalter, ou un verre de vin de Champagne sans se griser ; il aime à converser avec lui-même, à se faire des demandes et des réponses, et il déclare qu'il se fait parfois des réparties « risibles ; » il déclame souvent, récite des vers et se place devant une glace pour étudier ses gestes ; il possède une mémoire surprenante et des aptitudes peu communes pour la mécanique, les perfectionnements et les inventions ; il a fait trois pétitions au Sénat et proposé d'importantes réformes économiques ; on s'est emparé de ses idées en Amérique et on les a réalisées; il regrette de ne point s'être fait recevoir avocat, il aurait recherché surtout les procès en matière de contrefaçons ou de brevets d'invention; il a failli être sous-préfet, etc.

Au point de vue de ses conditions générales et spéciales de santé, voici ce qu'il avoue : étant enfant, il n'a jamais pu être conduit à l'église, à jeun, sans être pris de syncope; à treize ans, il a eu des troubles de conscience et a été effrayé sur les conséquences possibles d'un sacrilége; à dix-sept ans, à la suite de lectures émouvantes, il a eu un jour la pensée d'attenter à sa vie, et il a essayé de s'asphyxier, puis de s'empoisonner; il n'a jamais pu voir le sang d'un animal, les grands couteaux ou les armes à feu; il chancelle à la vue d'une panoplie, évite de passer devant la boutique d'un armurier et a peur des chiens; il ne peut pas entendre parler d'une maladie, sans se croire affecté ou menacé de l'état morbide dont il est question; il redoute par dessus tout la syphilis, porte toujours des gants et donne rarement la main; il ne peut pas se faire la barbe, est effrayé à la vue d'un rasoir et n'a jamais pu tenir un fleuret; dans une voiture découverte, il se montre très-inquiet, et croit toujours qu'il va verser; il est très-malheureux, s'il vient à être coudoyé, heurté ou pressé dans une rue, parce qu'il peut avoir été touché par un syphilitique, par des gens malpropres ou imprégnés de miasmes, ou enfin « par des femmes se trouvant dans le sang; » il est convaincu qu'il mourra subitement et l'on trouvera chez lui trois lettres renfermant des instructions particulières au sujet de certains objets qui devront être placés dans son cercueil; il croit aux pressentiments, aux influences néfastes, « aux coïncidences préparées, » et, sans les partager absolument, il respecte toutes les superstitions; il a peur dans certaines rues, surtout dans les rues sans boutiques, et il y en a qu'il ne traverse jamais; il est mal impressionné, anxieux ou effrayé, lorsqu'une rue débouche tout à coup à un carrefour; il peut rester debout devant une fenêtre donnant sur une rue, mais il ne peut pas s'accouder à une fenêtre s'ouvrant sur un jardin spacieux, sur une place, sur un quai ou sur les bords de la mer; il ne pose pas le pied sur un balcon ou sur une terrasse, sans que les larmes lui viennent aux yeux; il n'a jamais osé prendre un bain de rivière; il s'est interdit l'équitation; il ne monte point en haut d'un monument ni sur l'impériale d'un omnibus; il ne peut pas se promener seul sur une route, dans un parc ou en pleine campagne, parce que « l'immensité le rapetisse et le fait frissonner; » il avoue enfin qu'il est original, qu'il se connaît bien, qu'il voudrait à tout prix « fortifier ses nerfs et être comme tout le monde. »

L'observation qui précède se rapporte bien, on le voit, à un véritable délirant émotif avec manifestations agoraphobiques secondaires, et non point à un cas primitif de peur des espaces. M. Georges *** a toujours évité de répondre nettement aux questions qui lui ont été posées au sujet de ses ascendants et de ses collatéraux, mais son état mental concorde si bien avec toutes les excentricités, les émotivités et les particularités que j'ai observées chez les descendants d'aliénés, de suicidés, de convulsifs et de névropathes, et que j'ai décrites dans mes leçons sur *la folie héréditaire*, que l'on me permettra de soupçonner gravement, dans l'espèce, l'hérédité pathologique.

En somme, le délire émotif n'est rien autre chose que la résultante de toutes les impressionnabilités anxieuses possibles, tandis que la peur des espaces se limite à une angoisse pénible, terrifiante, en face du vide ou dans les conditions absolument spéciales que j'ai fait connaître.

§ 7. — *Névropathie cérébro-cardiaque.* — La peur des espaces se différencie-t-elle de la névropathie cérébro-cardiaque? Ce dernier état morbide est constitué, d'après M. Krishaber, par des troubles des sens, de la locomotion et de la circulation et par quelques phénomènes secondaires.

Aux perturbations sensorielles se rattachent des conceptions fausses ou perverties pouvant aller jusqu'à un état qui a beaucoup d'analogie avec l'ivresse alcoolique, mais qui n'est jamais le délire réel, le malade gardant toujours la faculté de corriger par le raisonnement les illusions qu'il subit. Les sens sont toujours hyperesthésiés.

Les troubles de la locomotion consistent le plus souvent dans l'abolition du sentiment d'équilibre, causée par du vertige et par des étourdissements. Il survient quelquefois de la paraplégie jusqu'à complète résolution des membres; d'autres fois, il n'y a que de la parésie plus ou moins accusée, affectant presque tous les muscles du corps et se traduisant par une sensation de lassitude et d'épuisement. D'autres fois enfin, la démarche est seulement hésitante, incertaine, mais à peu près normale comme attitude.

Comme troubles de la circulation, on note surtout une irritabilité du système vasculaire telle que le moindre mouvement, comme le fait de se mettre debout étant assis, de se placer sur son séant étant couché, amène une augmentation du pouls de 20, 30 et même 40 pulsations. Il y a en outre de fréquentes et violentes palpitations; elles sont spontanées ou provoquées par les causes les plus insignifiantes. En dehors des moments de contraction désordonnée du cœur, le pouls radial est petit, le plus souvent lent, mou, très-dépressible.

Pendant la période la plus intense, il survient des lypothymies et, dans quelques cas rares, des syncopes avec perte complète de connaissance. A ces troubles s'ajoute toujours une sensation d'angoisse précordiale presque continue, allant parfois jusqu'à la douleur la plus vive et affectant alors la forme de l'angine de poitrine.

Les phénomènes secondaires consistent principalement dans des bouffées à la tête, des bourdonnements d'oreilles, des visions terrifiantes, de l'insomnie, des cauchemars, des sueurs, de la lassitude générale, des nausées, des vomissements, de l'amblyopie, de la photophobie, un sentiment de strangulation, de l'amnésie, des névralgies multiples, de l'inappétence et de l'amaigrissement.

Comment pourrait-on confondre toute la symptomatologie compliquée qui précède, et qui semble se rattacher si nettement sur certains points à des manifestations de l'alcoolisme, avec les signes si simples et si précis à la fois que j'ai attribués à la peur des espaces? La névropathie cérébro-cardiaque, telle que l'a décrite M. Krishaber, est un état très-complexe, d'un diagnostic difficile, dans lequel le vertige et les accidents cardiaques jouent des rôles importants et probablement sérieux, mais qui ne sauraient s'appliquer un seul instant à l'agoraphobie.

La névropathie cérébro-cardiaque est un état pathologique qui ne porte avec lui aucun caractère distinct, défini, invariable, pathognomonique , et qui paraît être plutôt une résultante diffuse de phénomènes variés qu'une entité morbide fixe et reconnaissable du premier coup d'œil et par tout le monde. La peur des espaces, au contraire, se produit d'une manière toujours identique, dans des conditions déterminées, et a pour caractéristique l'angoisse. L'une est une névrose volontiers insaisissable, qui ne possède presque rien, et qui vit d'emprunts; l'autre est une névrose émotive d'un seul morceau, qui se suffit à elle-même, qui se cantonne dans l'anxiété terrifiée, qui s'impose et se fait facilement reconnaître. Celle-ci est une affection qui attend encore ses lettres de grande naturalisation scientifique, celle-là tend de plus en plus à devenir un paragraphe orthodoxe de la nosologie.

X

ERREURS POSSIBLES DE DIAGNOSTIC.

L'étude qui précède avait déjà paru dans la *Gazette des hôpitaux* (octobre, novembre et décembre 1877), et j'avais espéré que mon insistance à faire ressortir les caractères et les nuances du diagnostic différentiel de la peur des espaces, préserverait à l'avenir les médecins et les élèves contre toute erreur possible. Je m'étais trompé. Dans sa dissertation inaugurale (12 janvier 1878) (1), M. le docteur Ch. Bougrand a rapporté les trois cas suivants, qui, sincèrement, dans mon opinion, sont loin de représenter des types accusés de peur des espaces. Je les reproduis ici (Obs XI, XII et XIII), me réservant de porter sur chacun d'eux un jugement sommaire et d'indiquer dans quel compartiment clinique ils doivent être rangés.

(1) *Réflexions à propos de trois cas d'agoraphobie.*

Obs. XI. — M. P., ébéniste, âgé de vingt-sept ans, entre le 25 janvier 1877, à l'hôpital Saint-Antoine, dans le service de M. Constantin Paul. Il se plaint d'étourdissements, de « vertiges particuliers » qui le tourmentent depuis plus de deux ans.

Un jour, occupé à son travail habituel, il s'aperçut tout à coup qu'il ne pouvait plus se lever ni même tourner la tête sans perdre l'équilibre ; il était obligé de s'asseoir ou tout au moins de s'appuyer contre quelque chose ; il ne pouvait rester debout sans être adossé à un meuble. Il lui semblait alors éprouver une sorte de mouvement de va-et-vient qu'il compare au mouvement d'un navire.

Ces accidents, d'abord passagers, s'accentuèrent rapidement ; ils se montraient aussi lorsqu'en marchant il voulait changer de direction ou retourner sur lui-même, il ne pouvait le faire qu'avec beaucoup de difficulté et en s'appuyant sur un corps solide ; en même temps ses membres étaient affectés de tremblements intenses qui augmentaient encore par la fatigue.

En sortant pour se rendre à son travail, était-il obligé de traverser un espace un peu considérable, comme une place ou une rue très-large, subitement, il éprouvait une angoisse mal définie qui le clouait sur place, il lui était impossible d'avancer et il était forcé de s'asseoir sur un banc ou de s'appuyer sur tout ce qui se trouvait à sa portée. Il ne pouvait reprendre sa marche qu'au bout de quelque temps, en longeant les maisons de très-près. Alors même qu'il était accompagné de quelqu'un, il éprouvait les mêmes accidents, quoique peut-être, à un degré moindre. Au milieu de la rue, dès qu'il détournait la tête et cessait de regarder son chemin droit devant lui, il perdait aussitôt la notion de la position de son corps, et était obligé de s'appuyer pour ne pas tomber.

Ces accidents apparurent brusquement au mois de juin 1874, ils furent de plus en plus accentués pendant quatre mois, puis diminuèrent pendant six mois que M. P... passa au régiment. Mais de retour à Paris, les accidents reparurent aussi intenses qu'avant. A cette époque M. P... fut soumis, pendant assez longtemps, au traitement par le bromure de potassium, sans en obtenir aucune amélioration.

M. P... est d'une santé assez bonne et n'a jamais été gravement malade ; il n'a jamais souffert de l'estomac, n'a eu aucun accident du côté de la vue ; ni bourdonnements ni écoulements d'oreille. Il a toujours été d'un tempérament nerveux, il fait autrefois des excès de boissons ; à la suite de ces excès, il a éprouvé des accidents semblables à ceux dont il se plaint aujourd'hui ; mais beaucoup moins prononcés et durant fort peu de temps, quelques heures au plus ; il lui arrivait alors parfois de tomber brusquemeut en perdant connaissance.

Ce malade a deux frères, qui, également à la suite d'excès, éprouvent des accidents nerveux assez intenses, mais n'ayant pas du tout les mêmes caractères que chez lui.

A son entrée à l'hôpital, on constate les phénomènes suivants : La parole est un peu tremblante mais sans bégayement, il y a seulement une légère hésitation. Le malade rend compte de son état d'une façon très-nette, et ne paraît pas s'en tourmenter outre mesure. Les membres inférieurs sont le siége de petites oscillations, qui augmentent par l'exercice, la fatigue et les émotions. Dans ces conditions, le malade est pris quelquefois d'un tremblement vérita- qui imprime au corps tout entier des secousses très-fortes, et l'oblige à s'asseoir et même à se tenir solidement à une table.

La marche est assurée et les mouvements sont parfaitement coordonnés. Les phénomènes de faiblesse et de vertige sont purement subjectifs. Le malade conserve très nettement la notion du sol sur lequel il marche ; si, en effet, on étend un tapis ou un linge sur le parquet, il indique, les yeux fermés, la nature du corps interposé.

Les fonctions digestives s'accomplissent normalement, l'appétit est conservé. M. P. ne se plaint que de palpitations légères, et à l'auscultation du cœur, on constate un peu de prolongement du premier bruit à la base.

Le malade n'est resté qu'une dizaine de jours à l'hôpital. A sa sortie, d'après le conseil de M. Constantin Paul, il a pris des bains électriques ; il s'en trouvait bien, et les accidents ont paru diminuer un peu sous cette influence. Mais il ne prit que six bains et ne put continuer plus longtemps ce traitement dispendieux.

Depuis, ces accidents n'ont fait que s'aggraver ; et aujourd'hui le malade en est réduit à ne plus pouvoir sortir : il descend son escalier sans éprouver le moindre vertige, mais, dès qu'il se trouve dans la cour de sa maison, il lui semble qu'il va tomber, que ses jambes se soulèvent de terre, et il lui est impossible d'avancer. Il éprouve en même temps des palpitations violentes et une sensation de vide dans la tête. Ces accidents sont un peu moins prononcés quand il donne le bras à quelqu'un ; cependant, même en étant soutenu, il ne pourrait aller jusque dans la rue. Chez lui, il continue à travailler, mais il se plaint d'avoir beaucoup moins de forces qu'autrefois ; il éprouve toujours cette sensation de va-et-vient, dès qu'il cesse de fixer son ouvrage, et ne peut rester debout, même un instant, sans s'adosser contre le mur ou contre un meuble.

Il ne peut s'approcher d'une fenêtre ouverte, il est pris alors de palpitations intenses, et souvent aussi d'envies de vomir. Toutes ces manifestations deviennent encore beaucoup plus prononcées si le malade se trouve seul ; il a besoin de sentir quelqu'un près de lui, il se trouve alors plus tranquille. Il aime la société, et se plaint de ne pas recevoir la visite de ses amis. La santé générale est conservée.

Ce malade a une symptomatologie générale qui appartient à l'alcoolisme chronique, et il a des vertiges alcooliques. J'ai récemment insisté, dans l'un de mes plus récents ouvrages (1), sur les caractères particuliers et souvent méconnus de cet état morbide.

Obs. XII. — Mme H.., sujet hystérique, rarement atteinte d'attaques convulsives est principalement tourmentée par l'hystérie mentale ; le nombre et la variété des accidents qu'elle éprouve entraîneraient une description sans fin.

Mme H.., d'une constitution des plus robustes, mère de trois enfants, d'une forte santé, est la fille d'une femme nerveuse, atteinte surtout d'une émotivité exagérée.

Cette malade n'est pas sujette au vertige d'une manière particulière, bien qu'elle ne puisse regarder d'un lieu élevé les objets situés au-dessous d'elle ; mais ce qu'elle présente de tout spécial, c'est qu'elle ne peut s'éloigner d'un corps solide si elle n'est accompagnée par quelqu'un. Dans un salon, entourée de sa famille et de ses amis, elle ne présente rien de particulier ; mais si elle doit traverser seule un espace, même de peu d'étendue, elle est prise d'un vertige caractéristique.

Ainsi, pour en donner un exemple : si elle se promène dans son jardin entourée de ses parents, elle est tranquille ; mais si on veut lui faire traverser une pièce de gazon d'une étendue d'une dizaine de mètres, il lui est impossible d'avancer, alors même qu'elle voit une personne l'attendre de l'autre côté de la pelouse. Elle sait pourtant qu'elle ne risque aucun danger ; mais le seul fait de

(1) Legrand du Saulle, *Étude médico-légale sur les épileptiques*, p. 122 et suiv. — Paris, 1877.

s'écarter des gens qui l'entourent suffit pour paralyser ses forces et elle se trouve dans l'impossibilité absolue de marcher.

Le même phénomène se produit dans un escalier ordinaire, si la malade est seule. Il lui est impossible de s'écarter du mur pour prendre la rampe, car elle serait prise aussitôt d'une sorte de vertige qui la précipiterait au bas de l'escalier.

A plus forte raison, ne peut-elle traverser seule une place ou même une rue, alors même qu'il n'y passe pas de voitures ; en un mot, elle ne peut sortir seule. Il faut absolument qu'elle soit accompagnée, sans qu'elle soit cependant forcée de s'appuyer sur la personne qui est avec elle, ni même de lui demander la main.

Elle ne peut aller seule en voiture, pas même dans la voiture de sa famille avec ses deux domestiques sur le siége. Elle se trouve prise aussitôt d'angoisse et d'une appréhension très-vive de la mort. Un voyage un peu long , sans compagnie lui est absolument interdit.

Cette affection varie légèrement dans son intensité, mais n'a jamais cessé, depuis dix ans que cette malade est en observation.

Cette malade est une hystérique. Elle a des vertiges simples et elle présente incidemment un peu d'agoraphobie deutéropathique.

Obs. XIII. — L'autre malade atteint de la même affection est sujet à toutes sortes de vertiges : vertige stomacal, vertige visuel, etc. C'est un homme vigoureux, très-intelligent, qui a dû quitter les affaires, il y a une dizaine d'années, par suite de ces accidents.

Chez lui il va et vient ; il peut monter et descendre son escalier, il peut aller dans son jardin et y travailler soit à arroser soit à soigner ses plantes. Sauf cependant certains jours, où ces accidents sont plus prononcés et il ne peut alors aller seul, même dans son jardin, sans être pris de vertige et d'angoisse.

Il habite un village, et cependant il ne peut traverser seul la rue qui passe devant sa porte ; il ne pourrait la traverser pour aller en face chez le pharmacien, quand ce serait pour aller « chercher un remède qui le sauverait de la mort ».

Même au bras de son frère ou de sa femme, il ne peut s'éloigner de sa maison sans être pris de sensations de vertige avec anxiété très-vive. Il ne peut de même aller en voiture particulière ou publique.

Rien n'a pu modifier ces accidents ; le matin, au lit, le malade se sent bien, mais dès qu'il veut se lever, il est pris de vertige.

Ce vertige va en augmentant, et est surtout réveillé par la vue des aliments : le malade est obligé de se cramponner à la table, et ce n'est qu'avec la plus grande peine qu'il parvient à manger. Après le repas, le vertige augmente puis diminue au bout de quelque temps, mais sans jamais cesser complétement.

Ce malade, dont l'observation est malheureusement bien incomplète, ne paraît pas avoir eu le véritable vertige stomacal. Était-il sobre ? Il était alors un vertigineux émotif. Buvait-il avec excès ? Il avait alors de la dyspepsie alcoolique, du vertige alcoolique et des anxiétés.

Dans l'observation qui va suivre, M. Ch. Bongrand a rapporté le cas d'une dame très-obèse, ayant des vertiges, et paraissant avoir des accidents cardiaques, mais là encore il ne saurait être question d'un exemple de peur des espaces !

Obs. XIV. — Mme A..., soixante ans, d une bonne santé, n'éprouvant aucun trouble des fonctions digestives, mais d'un embonpoint excessif qui lui rend tout déplacement difficile, est sujette à des vertiges très-fréquents ; cependant elle peut descendre son escalier, et dans son jardin, appuyée sur le bras de quelqu'un, elle marche et peut même examiner ses fleurs sans éprouver d'étourdissement. Mais s'il lui faut sortir de chez elle, même pour traverser la place, elle ne s'y décide qu'avec beaucoup de peine ; il lui faut alors se faire soutenir par deux personnes et encore elle a peur. Elle regarde sans cesse ses pieds, elle est anxieuse, s'essouffle rapidement, éprouve des palpitatons très-fortes, et au bout de quelques pas, elle est obligée de s'asseoir. Elle est fort longtemps avant de pouvoir se remettre de l'émotion qu'elle vient d'éprouver.

Enfin, pour terminer ce paragraphe des erreurs possibles de diagnostic, je citerai l'observation suivante, empruntée à Weber. On va voir qu'il s'agit encore d'accidents cérébraux liés à de l'alcoolisme chronique, avec quelques phénomènes d'agoraphobie secondaire.

Obs. — XV. — Edward T..., quarante-deux ans, ancien marin, ouvrier depuis trois ans, se présente à mon examen en août 1868.

Ses parents étaient morts dans un âge avancé; aucun d'eux n'avait un tempérament nerveux. Une de ses nièces est folle, mais elle n'appartient pas à la même branche de la famille; un de ses oncles est fou, dit-on.

Depuis sept ans, il avoue se livrer à la masturbation, il a eu la syphilis, enfin c'est un buveur forcené. Il a eu dans sa vie deux ou trois attaques de convulsions; à une autre époque, il a eu sur le corps une éruption couleur acajou limitée au côté droit. Étant soldat, il a eu la fièvre intermittente. Il est marié depuis deux ans.

Les troubles qu'il éprouve actuellement ont commencé il y a a deux ans par du gonflement de ventre et de la faiblesse dans la jambe gauche. Ces accidents se produisirent sans cause appréciable et sans que rien ne vînt l'en avertir; sa jambe gauche est restée raide, et il ressent dans le tibia une douleur vive surtout pendant le jour; la nuit, il éprouve dans la jambe des mouvements involonlontaires. Les douleurs ne sont pas très-vives, c'est plutôt une sensation de faiblesse.

En général, ce malade, quand il ne boit pas, est d'un caractère gai, parfois cependant il est mélancolique.

Pendant les quinze dernières années, il est sujet au vertige quand il se baisse, et depuis le mois de mai ces accidents ont augmenté. Il ne pouvait traverser une rue avec assurance; parfois même, il lui était impossible de la traverser; il se trouvait plus rassuré en marchant sur le côté de la rue, sur le trottoir. Chez lui, s'il s'était levé, il lui semblait difficile de s'asseoir et cherchait alors à s'accrocher aux objets voisins pour se retenir.

Il avait peur de traverser un pont; parfois cependant en faisant effort sur lui-même, il pouvait y parvenir, mais dans quelques cas, lorsqu'il l'avait traversé à moitié, il tournait sur lui-même et revenait sur ses pas, comme s'il avait peur d'être jeté en bas du pont; près du parapet, il se sentait plus rassuré. Il lui était impossible de traverser sur une planche une certaine étendue d'eau, et cependant il aime à se baigner.

S'il est seul, il ne peut regarder par une fenêtre; lorsqu'il est à son travail, s'il voit un homme sur un clocher ou sur un bâtiment, il ne peut le regarder, il tremble, il a peur de voir ou d'entendre un accident.

En marchant, il a une certaine tendance à pencher vers la gauche, bien que cela ne soit pas appréciable quand on le voit marcher. Jamais il n'a de tendances au recul.

Il lui est pénible de regarder longtemps le même objet, et s'il le regarde avec attention, l'objet change d'aspect. Sa mémoire est, selon lui, un peu affaiblie.

Depuis deux semaines, il a une douleur névralgique dans le côté gauche de la face et dans l'épaule, mais sans paralysie des nerfs crâniens.

Le matin, il a un grand poids sur l'estomac et de la flatulence, surtout s'il est resté sur le côté gauche.

La jambe et le pied gauches sont souvent froids... parfois le côté droit est brûlant et la transpiration est plus abondante de ce côté. D'une manière générale, chez ce malade, le côté gauche a toujours été plus faible ; en montant à cheval, il se blessait de ce côté ; parfois le pied gauche enflait et semblait près d'éclater.

Il éprouve une sensation pénible de tension dans la tête, cette sensation siége parfois à la partie postérieure, parfois à la partie antérieure de la tête. Il se tient très-bien les yeux fermés, sans éprouver aucune peine pour marcher.

Les digestions sont pénibles et les intestins paresseux. Il tousse légèrement et l'on constate un peu de matité au sommet du poumon gauche avec une respiration rude en ce point. Le cœur est normal.

XI

NATURE DE LA MALADIE. — THÉORIES ÉMISES.

Relativement à la nature de l'affection qui nous occupe, des théories nombreuses, fantaisistes et contradictoires, ont été émises. Cordes, qui a été agoraphobe lui-même, est d'avis que la peur des espaces est toujours un symptôme d'épuisement parésique du système nerveux moteur, un phénomène de dépression nerveuse, le fait d'une perturbation du sens musculaire ou de la musculation, et que la névrose, enfin, consiste dans le trouble pathologique de cette portion du cerveau qui préside non-seulement à la locomotion, mais encore à la sensation musculaire générale. Quant à lui, il était extrêmement débilité, lorsqu'il est tombé malade, il y a un certain nombre d'années, et il ressentit un soir, au théâtre, une telle anxiété, qu'il fut forcé de quitter sa place. Il aurait ensuite récupéré ses forces et se serait rétabli. Décrivant et analysant ses angoisses passées, cet auteur affirme qu'il n'a jamais éprouvé de vertiges et qu'il n'a jamais vu tourner le moindre objet, soit au moment de ses frayeurs émues, soit en dehors d'elles, et que, dans les vingt-neuf cas d'agoraphobie qu'il a observés, il a invariablement attribué la maladie à l'une des trois grandes causes que voici : travail intellectuel exagéré, vie dissolue ou pertes séminales, troubles dyspeptiques.

L'opinion qui précède me paraît avoir une très-grande valeur, et, sans plus tarder, je tiens à la confirmer personnellement par la relation saisissante d'une observation clinique recueillie très-récemment et dans des circonstanees un peu exceptionnelles.

Obs. XVI. — M. Alexandre ***, professeur agrégé de l'Université, âgé de trente et un ans, compte dans ses ascendants paternels des déments séniles. Sa mère est rhumatisante, très-nerveuse, et elle a été autrefois choréique.

Il a toujours été d'une santé délicate et d'un caractère triste. Il recherchait la solitude. A quatorze ans, il a été légèrement hypochondriaque. Pendant toute sa période d'adolescence, il n'a fait d'excès d'aucun genre, pas même de travail intellectuel, quoiqu'il soit parvenu à des grades universitaires assez élevés. Il a beaucoup lu, réfléchi et *révassé*, mais sans imposer cependant à son cerveau une activité fonctionnelle anormale. Doué d'appétits génésiques trèspeu ardents, fréquemment spermatorrhéique, il se sentait enclin, à vingt ans, à l'ennui, au désenchantement, presque au découragement.

En 1869, à l'âge de vingt-trois ans, sans cause immédiate appréciable, M. Alexandre *** constate de sérieux désordres dans sa santé : palpitations de cœur, névralgies intercostales, oppression, gastralgie et hypochondrie. Lorsqu'il se promène, il éprouve parfois une sensation analogue à une secousse qui partirait d'un point déterminé du cerveau pour aboutir aux jambes. La marche sur une surface unie, très-résistante et assez étendue, comme l'asphalte des boulevards, lui est particulièrement pénible. Tous ses amis remarquent cette singulière antipathie. M. B..., consulté, diagnostique une chloro-anémie, et M. P..., un peu plus tard, annonce une névralgie du pneumo-gastrique.

Sans aucun traitement sérieux, une amélioration sensible se ma-

nifeste dans les années qui suivent, bien que le malade ressente
encore assez fréquemment des palpitations cardiaques, des douleurs
névralgiques, et qu'il se laisse facilement aller à des préoccupations hypochondriaques et surtout à l'appréhension de mourir
subitement.

En 1875, il remarque qu'il est devenu à peu près impuissant.

En janvier 1877, après une série de contrariétés assez vives et un
long séjour à Paris, qui a été pour lui l'occasion de fatigues nombreuses et d'une véritable surexcitation nerveuse, non-seulement il
sent se réveiller tous ses maux passés, mais encore il éprouve très-
nettement certains phénomènes étranges. Un soir, la traversée du
boulevard, de la rue Drouot à l'Opéra-Comique, lui inspire une peur
véritable, et il la tente plusieurs fois en vain. La contrariété de
perdre le bénéfice d'une location au théâtre finit enfin par le déci-
der. Pour rien au monde, il ne se hasarderait sur les espaces bitu-
més de la cour du Louvre et de la place de la Concorde. Il longe
ces espaces en marchant soigneusement sur les pavés.

En avril, il entreprend, sur le conseil de son médecin, un voyage
en Italie. A Pise, il ne peut ni traverser le Baptistère, ni parcourir
la grande nef du Dôme, ni mesurer du regard la hauteur de la tour
penchée, ni marcher sous les arcades du Campo-Santo. A Rome,
l'aspect intérieur des basiliques dallées de marbre, vides, sans bancs
ni chaises, lui cause un indicible malaise. Ce n'est qu'en se traînant
le long des murs, dans les bas-côtés, et en saisissant tous les points
d'appui, qu'il peut contempler les merveilles artistiques qui lui
sont signalées par son guide. Il est incapable d'élever les yeux vers
les voûtes du Vatican; dans les loges de Raphaël, situées à un étage
très-élevé et d'où l'on découvre un magnifique panorama. Il est
dans un état voisin de la défaillance syncopale. Un soir, il assiste à
l'office de la Vierge dans l'église San Carlo al Corso ; il s'est glissé
comme en rampant jusque sous la coupole, et s'est assis sur une
chaise ; les chants l'émeuvent, mais la pensée de traverser de nouveau l'église, à la fin de la cérémonie, lui cause une très-vive
anxiété. Il se risque cependant et il éprouve alors l'une des plus
fortes crises qu'il ait jamais subies. On remarque combien il est
inquiet, chancelant et effaré, et on le prend pour un homme ivre
ou pour un fou.

Après quelques jours de résidence à Rome, il n'a pas encore osé
pénétrer dans la basilique de Saint-Pierre. La vue seule des photo-
graphies qui représentent l'intérieur de cette église si prodigieuse
le fait trembler sur ses jambes. Il y entre enfin, avec une émotion

terrible, appuyé sur le bras d'un ami ; il longe les piliers, s'avance jusqu'au-dessous de la coupole, et, resté seul un instant, il ne peut bientôt plus faire un pas en avant et s'assied. En proie à une inexprimable angoisse, il attend le retour de son ami, passe brusquement son bras sous le sien et s'esquive tout effrayé. Chaque jour, il ne franchit qu'en titubant le vestibule dallé de marbre de l'hôtel qu'il habite. La peur des espaces se montrant de plus en plus insurmontable, le malade renonce à continuer son voyage, prend la route de France et rentre dans son pays natal. Des douches froides pendant deux mois et l'usage de certaines eaux minérales ferrugineuses produisent une amélioration assez marquée.

M. Alexandre *** a repris actuellement des fonctions actives dans l'Université et il travaille facilement. Sa vie est calme, sobre et entourée de soins affectueux. Son état de santé est loin cependant d'être entièrement satisfaisant. La marche, par exemple, lui est particulièrement pénible pendant la digestion, et sans être mal assuré sur ses jambes, il est intimidé, craintif, et redoute toujours une impression émotive. Est-il obligé de traverser une rue large, une place ou un pont, il s'embarrasse, s'inquiète et se trouble ; il ne peut poser le pied ni sur des dalles, ni sur un trottoir asphalté, et il est infiniment plus sûr de lui lorsqu'il marche sur le gazon, les pavés ou les cailloux, et quand il se suppose à l'abri des regards d'autrui. Il a des préoccupations hypochondriaques, et s'arrête tantôt à l'idée de la phthisie pulmonaire ou d'un anévrysme, et tantôt à celle d'une affection organique du cœur, d'un ulcère simple de l'estomac, d'un calcul vésical, d'une myélite, ou d'une lésion cérébrale susceptible de déterminer subitement la mort.

Enfin, à la date du 6 décembre dernier, le malade rendait compte de son état dans les termes si caractéristiques que voici : « J'éprouve des sensations physiques qui indiquent une affection fonctionnelle ou organique de l'appareil nerveux. Les cordons qui relient l'estomac, le cœur et le cerveau, sont le siége de perpétuelles souffrances, que le mouvement et la pression augmentent. L'estomac en particulier, surtout à gauche, est extrêmement sensible. Les plus faibles émotions déterminent des secousses au bas du sternum. Il y a des points douloureux le long de la colonne épinière, et surtout dans la région cervicale. La boîte crânienne est également sensible au toucher. L'encéphale éprouve des douleurs vagues et jusqu'ici mal localisées. Il y a aussi une inquiétude presque permanente dans le pied et la main gauches ; toutes les fonctions sont plus ou moins troublées. L'appétit et le sommeil seuls sont restés indemnes. »

Continuons maintenant à passer en revue les différentes théories qui ont été émises.

Benedict, considérant la peur des espaces comme une variété de vertige, tente l'explication de l'état morbide par l'examen des yeux et il s'appuie sur un fait isolé dû à Stellwag. Dans ce cas, le malade éprouvait une grande faiblesse du pouvoir convergent et de la vue latérale, ainsi que de la diplopie, quand l'œil obliquait de 30 degrés. Bénedict admet alors un défaut d'équilibre entre les incitations que les images latérales produisent sur les muscles de convergence et celles qu'excite la tache jaune. Ce n'est qu'en fixant énergiquement un point, une voiture, que les individus peuvent supprimer les incitations provenant des parties latérales de la rétine et se rendre maîtres du phénomène.

Westphal objecte avec raison qu'il y a tout aussi bien des rayons obliques et des mouvements visuels de côté dans une chambre, une rue étroite, que sur une étendue plus vaste, comme une place, une plaine, etc. ; de plus, dans la *peur des espaces*, les malades n'accusent absolument que de l'anxiété, et s'ils éprouvent du soulagement par la présence d'une voiture, c'est qu'elle leur procure un degré de sûreté relatif, loin de jouer le rôle mécanique d'un point qui fixe leurs regards ; et de plus leur inquiétude s'accompagne de la crainte de devenir fous.

Westphal ne s'est pas contenté de ces objections que les faits auraient pu contredire. Il a prié un ophthalmologiste de pratiquer avec soin l'examen des yeux de ses malades et l'on a pu constater que rien ne justifiait l'insuffisance des muscles internes.

Cordes est du même avis et repousse l'hypothèse qui assigne aux yeux le principal rôle. Il cite un fait qui permet d'apprécier le mode d'action d'une irritation irrégulière de la rétine occasionnée par des images mal venues, sur le système nerveux, et consécutivement sur la sûreté de la démarche. Un malade lui était adressé pour une affection nerveuse où l'on mettait en cause les nerfs cérébraux et en particulier le glossopharyngien. L'examen de la gorge lui fit découvrir deux énormes amygdales à l'hypertrophie desquelles se rattachaient les accès d'étouffement. Il y avait de plus trouble dans la démarche et vive anxiété. Il constata qu'un des yeux présentait une cataracte lenticulaire striée à la période initiale, tandis que l'autre offrait la même opacité à son degré d'évolution parfaite. Comme les images ne se produisaient qu'à travers cet obstacle, il en résultait, avec une certaine incertitude de la démarche, un sentiment de peur qui se déclarait principalement devant des surfaces brillantes, une glace par exemple. Ce malade traversait très-péniblement les places et ne réclamait l'aide de personne. L'alcool lui faisait mal.

Westphal s'est demandé s'il n'y a pas lieu d'attribuer à l'épilepsie cette peur des espaces qui s'accompagne fréquemment des phénomènes de *l'aura :* serrement de cœur, rougeur du visage, bluettes, sensation de chaleur remontant vers la gorge et la tête, évanouissements passagers, secousses musculaires, etc. ; mais il faut remarquer que ce cortége appartient aux états névropathiques les plus variés et se rapportent au même titre à l'hystérie, à l'hypochondrie, ainsi qu'à toutes les maladies cérébrales. Pour en faire un symptôme épileptique, il faudrait se ranger à l'opinion de Griesinger qui regarde les hystériques et les hypochondriaques comme des épileptiques à longs intervalles et à légers accès. Toutefois, il y a un fait qui n'échappera à personne, c'est que quelques-uns des malades cités dans ce travail comptaient des épileptiques dans leur famille ou avaient été épileptiques eux-mêmes.

M. le docteur Jousset, de Bellesmes (Orne), vient, par exemple, de nous communiquer l'observation d'un malade, fils d'un dartreux et neveu d'un épileptique, qui, à l'âge de dix-huit ans, fut témoin d'une attaque très-grave d'épilepsie et en fut vivement impressionné. Ce jeune homme consacrait une grande partie de son temps à des lectures sérieuses et fatigantes sur les sujets les plus arides. A dix-neuf ans, il devint épileptique nocturne et commença à éprouver la peur des espaces. En face du vide, il recherchait instinctivement une protection quelconque, fût-ce une barrière, une haie ou un arbre, et lorsqu'il lui est arrivé de ne pas pouvoir être tranquillisé, il s'effrayait outre mesure et ne tardait pas à tomber et à avoir une crise convulsive diurne. Sa santé ne paraissait d'ailleurs aucunement troublée, son appétit était excellent, sa mémoire heureuse et son aptitude au travail intellectuel tout aussi prononcée qu'auparavant. Au tirage au sort, il bénéficia d'une chance heureuse et ne fut pas appelé sous les drapeaux. Parvenu aujourd'hui à la vieillesse, il n'est plus épileptique, mais est resté agoraphobe. Il a, de plus, tantôt du lichen et tantôt de l'eczéma. En nous exposant toutes les péripéties de cette vie anxieuse, M. Jousset se demande ce qui serait arrivé si le malade avait été militaire et si, ce qui n'est point douteux, l'on avait méconnu les manifestations cliniques réelles et très-significatives de la peur des espaces ?

Afin de faire très-nettement saisir une dernière fois la différence qui existe entre la peur des espaces et l'hypochondrie, je tiens à résumer encore une observation due à Westphal et dans laquelle se trouve exactement délimité le rôle joué par l'agoraphobie, comme phénomène accessoire : un marchand, âgé de trente-neuf ans, très-actif, perdit connaissance un soir, au milieu d'un dîner. Quatre ans plus tard, il fut saisi d'une grande anxiété. Il écrivait à ce moment et fut pathologiquement poussé à courir dans la rue. Les angoisses se reproduisirent souvent, et, à ces moments-là, le malade ne voulait pas que sa femme s'éloignât de lui, ne fût-ce que de quelques pas. Il craignait d'être assailli par des voleurs ou d'avoir une attaque d'apoplexie; il redoutait considérablement de se trouver seul dans la rue, et, pour se rendre à la Bourse, il se faisait accompagner par un jeune garçon ou par un commissionnaire. Il aimait à parler de son état de santé et revenait toujours sur cette même question, à savoir s'il ne serait pas frappé d'apoplexie, mais il paraissait en somme bien moins préoccupé de la réponse qui allait lui être faite que de la nécessité de renouveler immédiatement sa demande. Toutes ses pensées se concentraient sur ses sensations morbides et sur ses craintes. L'imminence de la mort de sa femme ne lui causa qu'une seule inquiétude, celle de savoir quel effet ce malheur pourrait produire sur sa santé.

Westphal, après avoir rapporté l'observation qui précède, fait remarquer que le malade était surtout hypochondriaque et que les phénomènes relatifs à la peur des espaces n'ont constitué qu'une minime partie de sa névrose.

Lorsque j'ai soulevé la question de la peur des espaces devant la Société médico-psychologique, M. J. Falret a fait remarquer que toutes les peurs sont solidaires et que l'agoraphobie se rencontrait souvent chez le même individu, avec la peur d'une épée nue, la crainte de tomber d'une fenêtre ouverte, la frayeur en voiture ou le délire du toucher. Cette réflexion est d'une grande justesse, mais elle ne s'applique, dans mon opinion, qu'aux faits d'agoraphobie deutéropathique et non pas à ceux d'agoraphobie idiopathique. Lorsque la névrose est primitive, j'ai parfaitement vu la peur des espaces exister seule.

Jusqu'à plus ample information, rangeons-nous à la manière de voir de Cordes et considérons l'agoraphobie comme une paralysie fonctionnelle, symptomatique de certaines modifications survenues dans les foyers centraux moteurs et capable de faire naître en nous des impressions. Dans l'espèce, ce serait une impression de peur qui donnerait naissance à la paralysie passagère : quand l'imagination entre seule en jeu, son effet est presque nul, mais l'intervention de circonstances extérieures spéciales peut produire les troubles les plus accusés.

XII

PRONOSTIC.

Lorsque la peur des espaces est idiopathique, elle peut guérir assez rapidement ou brusquement, soit par suite de la disparition de la cause qui l'a produite, soit sous l'influence d'un traitement rationnel, soit après une grave maladie comme la fièvre typhoïde ou le choléra, soit même après une vive émotion ou une grande douleur morale, mais cette névrose est souvent paroxystique et quelquefois périodique. Les rechutes sont donc beaucoup à craindre. Quand l'agoraphobie est secondaire, elle se lie alors à des manifestations névropathiques tellement multiples qu'elle n'est plus en quelque sorte qu'un épiphénomène et qu'elle rentre dans le pronostic général des névroses. Or, si nombreux, si compliqués ou si violents que soient des accidents nerveux, il n'est pas impossible, on le sait, de les atteindre, de les dominer ou de les suspendre. Le pronostic est donc variable, mais toujours assez grave.

XIII

TRAITEMENT.

Au point de vue du traitement, il importe au premier chef de ne point prendre les agoraphobes pour des malades imaginaires, car on les exaspère ou on les décourage inutilement. La raillerie est ici d'autant moins une arme de la thérapeutique qu'elle s'adresse à une situation pathologique réelle, pénible et digne d'égards. Dans l'espèce, celui qui raille est un ignorant, et, en médecine, l'ignorance est une mauvaise action. Une sollicitude attentive, sympathique et consolante, provoque toutes les confidences et fait taire l'amour-propre. Le malade se livre, avoue ses craintes et confesse ingénûment ses petitesses, ses ridicules, ses angoisses et ses terreurs. C'est au médecin qu'il appartient de détruire avec autorité certains préjugés et certaines appréhensions, de démontrer que les menaces d'apoplexie imminente ne reposent absolument sur rien, que la mort subite n'est pas à redouter, que la vie n'est aucunement compromise et qu'il ne saurait être un seul instant question d'un signe avant-coureur de la folie. Lorsque cela est possible, on doit remonter ensuite à la cause première et essayer de la combattre. Dans tous les cas, il ne faut jamais désespérer et il faut toujours se tenir prêt à la lutte. Le sceptique qu'aucune souffrance ne touche, qu'aucune perplexité n'émeut et qui ne répond, à une grande marque de confiance, que par d'indifférents et froids conseils ou que par l'aveu ironique d'une impuissance convaincue, est un homme dépourvu d'entrailles professionnelles : il sème des désespoirs et il récolte des catastrophes. — « Pourquoi vous êtes-vous jetée dans la Seine, demandai-je tout récemment à une pauvre femme, à l'infirmerie spéciale des aliénés près la préfecture de police? » — « Parce que les médecins m'ont dit que j'avais des ulcères dans le corps et qu'on ne pouvait pas me guérir, » me fut-il aussitôt répondu.

La plus récente observation clinique de peur des espaces que j'aie pu personnellement recueillir, m'a particulièrement impressionné et je me fais un devoir de la résumer ici.

Un représentant de commerce, âgé de trente-trois ans, intelligent et sobre, voyageant depuis six ans pour la même maison, vient de m'être amené d'une ville du Nord par l'un de ses amis. Il est extrêmement anxieux et a une peur constante du vide. Il s'est présenté souvent titubant et ému chez ses clients, ayant sous le bras un portefeuille plein d'échantillons, et cherchant, aussitôt entré, à s'asseoir ou à s'appuyer contre un meuble. Comme il prétend qu'il ne peut pas porter de canne, « parce qu'il aurait l'air d'un amateur et que les commerçants ne le prendraient pas pour un homme sérieux, » il se fait accompagner dans les rues par un garçon d'hôtel ou par un commissionnaire. Il a peur la nuit dans sa chambre et laisse brûler sa bougie. Il en est même arrivé à avoir peur lorsqu'il est seul dans son lit! Il apprécie à merveille son état, déclare n'avoir jamais possédé une mémoire plus heureuse, un discernement plus juste, une entente plus complète des affaires et une plus grande facilité à écrire; il déplore la persistance de ses angoisses, redoute extrêmement la folie, est intimidé et affligé à la pensée du suicide, et est tellement malheureux que, pour être guéri, il se dit prêt à tout tenter, à entreprendre n'importe quel voyage et à se résoudre à telles extrémités que l'on voudra. Il est hémorrhoïdaire, et habituellement constipé, mais il paraît fort bien portant. Son père et sa mère vivent encore et ne sont point malades. Les antispasmodiques les plus variés, les amers, les alcalins, l'hydrothérapie prolongée et les révulsifs cutanés ont tour à tour échoué. Le bromure de potassium seul semble avoir produit quelque soulagement, mais le malade n'en a pris que des doses trop faibles et pendant un temps tout à fait insuffisant; aussi, dans mon opinion, va-t-il falloir y revenir dans d'autres conditions et avec une persévérance soutenue.

Puisque le travail intellectuel exagéré, les abus génésiques ou les pertes séminales involontaires, et les troubles dyspeptiques, provoquent le plus souvent l'agoraphobie primitive, les premières indications thérapeutiques doivent consister dans un repos cérébral absolu ou tout au moins relatif, dans l'emploi des toniques généraux, dans le séjour à la campagne, dans les bains de rivière, ainsi que, suivant les cas, dans l'usage des amers, des eaux minérales alcalines, du lait froid, de la bière et de certaines préparations pharmaceutiques réputées digestives. Le bromure de potassium à la dose de 2, de 3 ou de 4 grammes, m'a souvent donné de très-bons résultats soit isolément, soit concurremment avec l'hydrothérapie, qui, de tous les moyens préconisés, reste le plus puissant, sous la réserve toutefois d'une prolongation persévérante. La galvanisation du grand sympathique cervical et de la portion supérieure de la moelle épinière n'a point réussi entre les mains de Westphal.

La réelle efficacité de l'hydrothérapie vient d'être très-récemment attestée par un médecin compétent et autorisé, M. le docteur Gillebert d'Hercourt, dans une communication à la Société de médecine du département de la Seine. Cet honorable confrère, à l'occasion des faits cliniques sur la peur des espaces que je venais de publier dans la *Gazette des Hôpitaux*, a exhumé l'observation suivante, qui remonte à 1848 et qu'il conservait dans ses cartons comme un cas curieux de névropathie, sans désignation nominale précise.

Obs. XVII. — M. L.., âgé de trente-six ans, marié depuis quelques années, sans enfants, d'un tempérament éminemment lymphatique, à peau blanche, aux formes arrondies, ayant toujours mené une vie sédentaire, n'ayant contracté jusque-là aucune affection spécifique ni fait d'excès en aucun genre, si ce n'est cependant dans le travail intellectuel, était professeur de troisième dans un collège d'une certaine importance, où il s'acquittait avec succès de ses devoirs.

Suivant lui, sa maladie remontait à treize ans. Il avait d'abord été impressionné par la vue des lieux spacieux et déserts et par les hauteurs ; ces impressions se traduisaient par une violente angoisse, du vertige, de la suffocation, des palpitations cardiaques énergiques et la difficulté de marcher et de se tenir debout. La crise passée, M. L... rentrait dans les conditions ordinaires de sa santé et se tenait pour débarrassé. Mais les crises devenant plus fréquentes et plus violentes, le malade se préoccupa de son état ; il se crut atteint d'une maladie du cœur et menacé de mort subite par suffocation ou par apoplexie. Alors, ayant remarqué que les crises ne se produisaient jamais qu'au dehors, il renonça aux promenades extérieures qui, auparavant, avaient pour lui beaucoup d'attrait, étant le seul moyen de rompre un peu avec sa vie sédentaire ; puis, plus tard, à partir de 1842, il aurait voulu ne pas quitter son domicile ; mais, ayant besoin de son emploi, il se faisait conduire au collège par son frère, professeur au même établissement ; encore fallait-il que cette conduite se fît en évitant les places, en suivant les rues populeuses et en longeant les habitations. Enfin, il ne voulut plus rester seul, même chez lui, pour ce motif qu'il pouvait être surpris par une crise et mourir subitement, faute d'avoir reçu les secours de la médecine et sans ceux de la religion, qu'il professait avec ferveur.

Toutefois, qu'il allât au dehors ou qu'il restât chez lui, il avait toujours à sa disposition, dans ses poches ou sur une table voisine, des flacons renfermant de l'eau de fleurs d'oranger, de l'eau de mélisse, de l'éther, etc. Moyennant toutes ces précautions, il évitait des crises, et, grâce à l'obligeance de sa famille, il s'était accommodé à cette existence qu'il ne trouvait pas trop pénible, quoique cependant elle fût troublée deux fois par jour par une sorte de petit martyre. A peine ce malheureux était-il hissé par son frère dans sa chaire, d'ailleurs assez élevée au-dessus du sol, qu'il éprouvait un vertige qui durait pendant toute la classe et qui l'obligeait, durant tout ce temps, à se tenir cramponné à cette chaire.

Les espaces et les hauteurs n'étaient pas les seules causes de ses angoisses ; il en eut une, entre autres, dans une réunion politique, un *club*, où il s'était fait conduire par son frère et par un ami. Cette circonstance accrut encore le nombre et la vivacité de ses appréhensions.

Enfin, poussé par sa famille, il consentit à suivre un traitement hydrothérapique et à se confier à mes soins.

J'entrai en relations avec lui dans les premiers jours de mai 1848. Je ne raconterai pas toutes ses hésitations ; je citerai seulement un passage d'une de ses lettres afin de donner une idée exacte de son état moral à cette époque :

« Mon imagination a fini par dominer tout mon être, au point
« qu'aujourd'hui tout est pour moi obstacle, sujet de découragement
« et de craintes continuelles. Or, avec cette disposition à la terreur,
« même dans les moindres bagatelles, avec cette défiance involon-
« taire envers tous les moyens proposés comme devant m'être favo-
« rables ; avec cette fatale disposition, d'un côté, à croire que ce
« que je n'ai pas fait hier je ne puis le faire aujourd'hui, de l'autre,
« à regarder ma guérison comme impossible ; avec cette excessive
« faiblesse du cerveau qui se traduit par une invincible répugnance
« à me livrer au dehors au moindre exercice, de peur de m'écarter
« de mon domicile, croyez-vous que l'accessoire de votre système
« médical puisse réussir sur moi ? Dominé par la *folle du logis*, sur
« quelle force puis-je compter pour agir contre elle ? »

Dans une autre lettre il m'écrivait : « Votre maison deviendra la
« mienne ; je ne pourrai plus en sortir, et, qui plus est, je ne pourrai
« plus vous quitter. »

Il se rendit chez moi en compagnie de sa femme, qui devait rester avec lui à l'établissement, de son frère et d'un prêtre. Il m'avait bien instamment prié de venir le chercher ; mais j'avais répondu carrément que je ne le pouvais pas et que, d'ailleurs, cela n'était pas nécessaire. Comme on le pense bien, il n'avait pas oublié ses flacons.

A son arrivée, je constatai que son cœur était exempt de tout désordre, soit organique, soit fonctionnel ; que ses digestions étaient habituellement bonnes, qu'elles n'étaient accidentellement troublées qu'à la suite d'une vive angoisse et que ce trouble se bornait à un peu de flatulence ; qu'il n'existait ni toux, ni céphalalgie ; enfin que son sommeil était calme et régulier. Tout ce que je trouva chez lui, ce fut un léger degré d'anémie et une très-grande impressionnabilité nerveuse.

Ce malade jouissait de toute son intelligence. J'insiste sur ce fait, prouvé d'ailleurs par les succès de son enseignement. Si, préoccupé par-dessus tout du soin d'éviter des crises dont il méconnaissait la véritable cause, il n'osait pas changer les habitudes qu'il avait contractées dans ce but ; s'il croyait sincèrement qu'il ne pouvait faire sans danger ce que jusque-là il n'avait pas fait ou ce qu'il ne faisait plus depuis longtemps ; enfin, s'il avait des appréhensions qui pouvaient passer pour ridicules, et si l'on pouvait dire aussi de lui qu'il était poursuivi par la peur... d'avoir peur, il n'est pas moins vrai que, du moment où son esprit était dégagé de ses craintes habituelles, où il lui semblait qu'il ne courait aucun risque, il se montrait sans effort gai et spirituel. J'ajoute que, durant les trois mois qu'il a passés près de moi, rien ne m'a autorisé à supposer qu'il fût, même au plus faible degré, atteint d'aliénation mentale. Il ne présentait aucun des symptômes de l'ataxie locomotrice, et son vertige ne ressemblait en rien au vertige stomacal.

L'hydrothérapie était très-propre à combattre efficacement l'anémie et l'impressionnabilité nerveuse observées chez M. L... ; mais elle ne pouvait que très-indirectement, et sans doute seulement après un long temps, faire cesser l'élément moral qui, depuis six ans, semblait dominer les souffrances physiques, dont cependant il n'était que la conséquence. Une bonne direction morale me parut seule capable de rasséréner cet esprit par trop timoré, et je résolus ds faire marcher de front le traitement moral et le traitement physique.

Celui-ci consista en immersions, en douches générales à l'eau roide et en quelques bains de siège également froids. La réaction était favorisée chaque fois par des frictions vigoureuses et prolongées, par des exercices gymnastiques ou par le maniement de la scie à bois, par des promenades, par le jeu de billard, etc.

Quant à la direction morale, voici comment je l'ai pratiquée :

Je commençai par exiger de M. L... une obéissance passive, celle du soldat vis-à-vis de ses chefs. Jusqu'à ce qu'il fût bien habitué au régime de la maison et au traitement, j'assistai à tous ses exercices hydrothérapiques et à ses promenades dans le parc. Quand je m'abstins de paraître à son traitement, le baigneur avait ordre de lui dire que j'étais occupé dans mon cabinet avec un malade ; qu'on ne pouvait me déranger que pour un cas pressé et urgent ; que si

M. L... ne prenait pas immédiatement sa douche ou son bain, il s'exposait à perdre son tour et peut-être à être privé de son traitement, ce qui ne manquerait pas de me mécontenter beaucoup. Alors cet infortuné s'adressait une foule de raisonnements et d'encouragements; il se disait, par exemple, que le garçon n'avait pas intérêt à le tromper ; que je l'aimais trop pour m'éloigner de l'établissement à l'heure où il faisait son traitement, et que certainement, au premier signal, j'accourrais auprès de lui, etc., et il se laissait doucher ; puis, aussitôt qu'il me rencontrait, il venait à moi, plein de joie, pour me raconter ce qu'il considérait comme une prouesse.

Un jour, d'après mon conseil, sa femme et quelques autres dames, avec lesquelles il se promenait dans le parc, au milieu d'une conversation qu'il animait par sa gaieté, l'entraînèrent au dehors sans qu'il s'en aperçût d'abord ; mais il n'était pas à vingt pas de la grille extérieure que, reconnaissant la situation, il quitta brusquement ses compagnes en s'écriant: « Ah! mesdames! quelle imprudence! » et il rentra au plus vite, témoignant un vif mécontentement, principalement contre sa femme.

Je me chargeai exclusivement de l'accompagner dans ses promenades extérieures. C'était d'ailleurs le seul moyen de l'y faire consentir. Elles eurent lieu d'abord dans le voisinage de l'établissement et près des habitations, puis sur la grande route. Pendant leur durée, j'occupai son esprit par le récit des guérisons de maladies nerveuses. Aucun sujet ne pouvait lui plaire autant que celui-ci ; en un mot, je l'entraînais par la conversation. Il marchait alors sans appui, sans crainte et même sans préoccupation, et il rentrait ensuite à l'établissement satisfait de lui-même et reconnaissant de ma sollicitude. Afin de lui éviter toute anxiété, je ne le prevenais jamais à l'avance de ce que j'avais résolu à son endroit; il ne le savait que lorsque je l'invitais à me suivre ; mais sa femme, préalablement avertie par moi, tenait à sa disposition sa canne et son chapeau.

La première fois que je lui annonçai que je l'emmenais à deux kilomètres de l'établissement, il eut comme un tiraillement ; cependant, ayant aussitôt reçu des mains de sa femme sa canne et son chapeau, il fit un ou deux pas en avant pour me suivre ; mais, se ravisant aussitôt, il se retourna et, étendant les bras, il saisit sa femme par le cou et lui dit en pleurant : « Que je t'embrasse, c'est peut-être pour la dernière fois! » Je l'entraînai vivement pour ne pas laisser durer cette scène d'attendrissement. Notre promenade, malgré sa longueur inusitée, se termina comme les précédentes, sans accident. De cette façon, j'aguerrissais petit à petit mon malade contre la crainte des crises, je l'habituai à la vue des espaces, au point que je pus le conduire à la ville et le laisser dans la rue pendant que je faisais mes affaires dans l'intérieur de quelques maisons, et qu'un jour, profitant de ce que celle dans laquelle j'étais entré avait une issue parallèle à celle où M. L... m'attendait, je m'esquivai par cette sortie afin de l'obliger à revenir seul à l'établissement, ce qu'il se décida à faire après m'avoir longtemps attendu en vain. Je dois dire que pour cela il n'avait à parcourir que des quartiers assez populeux, sauf dans le voisinage de l'établissement, où existait un chemin étroit d'environ 400 mètres de long, flanqué de deux murs d'égale étendue, et habituellement désert. Néanmoins, c'était déjà un grand progrès.

Enfin, le jugeant moins accessible à la peur et un peu familiarisé avec la vue des endroits spacieux et déserts, et croyant que le moment était venu de l'habituer à se priver de ma compagnie, je le confiai à un de mes pensionnaires qui passait ordinairement le dimanche à sa maison de campagne, et qui consentit à l'y emmener. La distance était d'environ trois kilomètres; on devait la franchir à pied et le malade s'était formellement engagé à revenir de là seul. Durant le trajet et avant d'arriver au but, on devait traverser un champ clos assez vaste et inhabité, dont la porte fermait à secret. Le propriétaire indiqua ce secret à son hôte et lui fit, à plusieurs reprises, ouvrir et fermer cette porte afin qu'au retour il n'éprouvât aucun embarras. Le séjour à la maison de campagne fut très-gai de part et d'autre; on déjeuna avec appétit; après le repas, on fit une longue promenade et quelques parties de billard. L'heure du départ, trois heures, arriva trop tôt au gré de tout le monde, mais sans doute encore plus tôt au gré de notre poltron. Cependant, il fut prêt au premier avis et il fit à tous des adieux pleins de gratitude. Il atteignit le clos sans peine; il le traversa sans trouble notable; mais, arrivé à la porte, soit oubli, soit plutôt effet de la crainte, il ne parvint pas du premier coup à l'ouvrir. Alors, le voilà ému, terrifié, déjà en proie aux palpitations, au trouble de la vue et au tremblement. Néanmoins, malgré ce grand trouble, il secouait la porte et maniait la targette en tout sens, sans savoir ce qu'il faisait. Tout à coup, ô bonheur! la porte s'ouvre, le chemin est libre! Notre malade s'élance au dehors, pousse la porte derrière lui et s'enfuit au plus vite loin de ce clos, d'où déjà il s'imaginait qu'il ne pourrait plus sortir. Son agitation se calma vite, et il rentra près de nous, heureux d'en avoir été quitte pour une demi-angoisse et presque fier de sa quasi-bravoure.

A partir de ce jour, je lui fis faire *seul* des promenades; d'abord, dans le voisinage de l'établissement, puis de plus en plus loin. Chaque fois je lui indiquais le terme de son excursion, et, fidèle à son engagement, il suivait strictement mes prescriptions. Un jour je lui indiquai comme but de promenade une petite maison de vigneron, située en face de l'établissement, au sommet du versant opposé de la vallée. Pour l'atteindre, il fallait suivre des chemins tracés entre des champs cultivés, traverser une rivière assez large, sur un vieux pont dont le tablier était fortement bombé, puis passer au milieu d'un village. L'aller eut lieu sans le moindre accident. Le premier passage sur le pont ne donna lieu à aucune émotion; peut-être était-il à ce moment fréquenté par quelques passants; mes souvenirs à ce sujet ne sont pas assez précis. Mais, au retour, ce fut autre chose. Dans le premier cas, M. L... quittait les champs pour se diriger vers le village; dans le second, il s'éloignait de celui-ci pour gagner des champs qui, peut-être, étaient déserts! Aussi, dès qu'il s'aperçut qu'il était seul sur le pont, il fut pris d'une terreur soudaine, d'une angoisse inexprimable, avec battements de cœur violents, suffocation, étourdissement, trouble de la vue et tremblement général ; il ne marchait qu'en chancelant; ses jambes ne pouvant plus supporter le poids de son corps, il s'appuie sur le parapet, mais il sent l'impossibilité d'avancer, il croit sa dernière heure venue!... A ce moment critique, au-dessus du sommet de la courbe du pont, apparaissent tout à coup trois têtes d'hommes venant à lui... A cette vue, qui lui assurait un secours très-prochain, tous ses malaises disparaissent et ses forces reviennent comme par enchantement. Il marche bientôt alertement au-devant de ses sauveurs.

La soudaineté de l'arrivée et de la fin de cette crise donna à réfléchir à notre névropathe, d'ailleurs déjà préparé à juger plus sainement la nature et la cause de ses maux. Il comprit que la terreur à laquelle il avait cédé avait été la cause de la crise, et que la certitude d'être secouru avait dissipé celle-ci presque subitement. Il attribua l'un et l'autre fait à son imagination, et, heureux de cette conviction, née pour la première fois dans son esprit, il dit à tous que maintenant il croyait sa guérison possible, parce qu'il avait reconnu positivement que son imagination était la cause de ses maux et qu'il allait, dès à présent, faire tous ses efforts pour enchaîner cette *folle du logis*. En effet, à partir de ce jour, il sortait seul et sans aucun trouble, et sa gaieté ne fut plus, comme auparavant, interrompue par de courts accès de tristesse. Cependant il me répétait quelquefois : « Je crois néanmoins qu'une violente émotion « serait encore capable de me tuer. »

Je résolus de ne pas le laisser sous l'influence de cette idée. Dans un voisinage assez rapproché de nous, on avait, pour la construction d'un chemin de fer, jeté quelques maisons à bas et, sur leur emplacement, pratiqué une tranchée profonde d'environ 3 ou 4 mètres. Entre celle-ci et la maison, restée debout sur l'une des rives, existait un passage sans garde-fous d'environ 3 mètres de large et long de 8 à 10 mètres ; au-delà, l'espace s'élargissait et le sol était couvert de matériaux. Ce fut là que je le conduisis durant une de nos promenades. Quand il vit que je me dirigeais du côté de la tranchée : « Docteur, me dit-il d'une voix effrayée, est-ce que « nous passons là ? — Pourquoi pas ? Allons, marchez ! » Toujours soumis à ma volonté, il s'engagea sur cet étroit passage ; mais, parvenu à peu près à la moitié, il fut tout à coup saisi d'une grande terreur, et, tournant brusquement le dos à la tranchée, étendant les bras et se collant à la muraille, il s'écria : « Ah ! docteur, doc-« teur, je ne puis ! » Sur-le-champ, et d'une voix qui semblait animée par la colère, je lui intimai *énergiquement* l'ordre de continuer son chemin. Il m'obéit en chancelant et s'en fut tomber assis sur une grosse pierre déposée au milieu du chantier. Je l'y joignis sans précipitation. Il était haletant et tout tremblant, sa parole était entrecoupée. Je lui pris la main, faisant mine de lui tâter le pouls : « Pauvre ami ! lui dis-je d'une voix douce et compatissante, comme « vous voilà troublé ! qui aurait pu se douter que vous seriez ému à « ce point ? — Ah ! docteur, quelle émotion ? — Terrible, n'est-ce « pas ? — Oui, oui, terrible, affreuse ! — Eh bien ! grand enfant, « vous n'en êtes pas mort ! voilà déjà que tout est fini ! » A ces mots, il lève la tête, me regarde fixement, et, serrant mes mains dans les siennes : « Ah ! me dit-il, vous avez bien raison ! je suis un « grand enfant, peut-être moins que cela !... »

Cette épreuve fut la dernière à laquelle je soumis M. L... Elle contribua beaucoup à dissiper ses dernières appréhensions et à rasséréner son esprit.

Du reste, pendant que ces choses se passaient, l'hydrothérapie et la gymnastique accomplissaient leur œuvre de reconstitution des forces et de modération de l'impressionnabilité nerveuse.

M. L..., quitta l'établissement, après y avoir fait un séjour de trois mois, complétement guéri. Rentré chez lui, il s'appliqua à ne point reprendre aucune des mauvaises habitudes qu'il avait contractées sous l'influence de ses anciennes souffrances. Il allait au collège sans rechercher la compagnie de son frère, il s'appliquait à rester seul et à se promener seul. Il a continué longtemps à faire un peu d'hydrothérapie au moyen de l'usage quotidien des frictions au drap mouillé et à scïer chaque jour deux ou trois rondins de bois.

Je l'ai revu pour la dernière fois en novembre 1850 ; il était très-bien portant, plein de foi en l'avenir et de confiance en lui-même. Depuis, ajoute en terminant M. Gillebert d'Hercourt, je l'ai complétement perdu de vue, me trouvant fort éloigné de lui.

Lorsque la peur des espaces est secondaire, son traitement se combine avec tous les autres agents thérapeutiques mis en œuvre contre l'état pathologique prédominant.

M. Perroud a donné le très-bon conseil que voici : « l'agoraphobe doit s'habituer à vaincre ses terreurs. Qu'il commence par franchir malgré ses angoisses des espaces restreints, pour aborder ensuite des espaces plus étendus. Aujourd'hui c'est une rue étroite dont il franchira la chaussée, demain ce sera un square, plus tard une place plus vaste. Dans ses essais, le malade se fera d'abord accompagner à une certaine distance, puis la distance à laquelle se tiendra son compagnon sera peu à peu augmentée ; progressivement l'agoraphobe s'habituera à avoir confiance en ses propres forces, et son affection disparaîtra. » Ce conseil est évidemment très-rationnel, mais il n'est pas toujours d'une exécution facile. Je l'approuve sans réserve, et cependant je n'ai pas dans son efficacité une confiance aussi grande que M. Perroud.

La persuasion morale a une grande action sur l'agoraphobe. Que le médecin sache vouloir et impose sa volonté ; qu'il démontre avec conviction l'inanité du péril ; qu'il rassure, et il se fera obéir avec docilité, apaisera bien des angoisses et finira par conclure plus d'un long armistice avec la névrose émotive. Dans la thérapeutique de beaucoup d'états psychopathiques, l'absolutisme autoritaire est une nécessité que le succès couronne fréquemment et qui ne peut nuire à personne. La tergiversation flottante, en favorisant tous les compromis, en conciliant tous les programmes, et en osant faire reposer des espérances sur l'inconnu ou sur les ténèbres de l'avenir, est une déplorable ligne de conduite : elle prépare les défaites, appelle les revers et conduit aux capitulations avec l'ennemi. Or, l'ennemi, c'est l'incurabilité.

FIN.

TABLE DES MATIÈRES

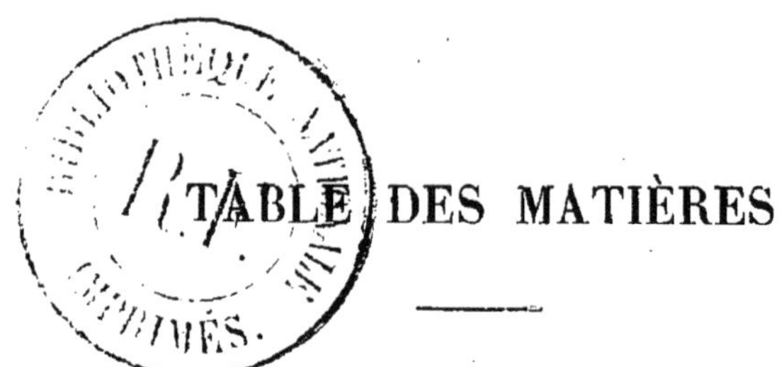

Paris. — Typographie Georges Chamerot, rue des Saints-Pères, 19. — 6368.